「匂い」脳セラピー

アロマの調香技術が心を癒す

今日から実践

高橋克郎

公益社団法人 日本アロマ環境協会 理事 ／ アロマテラピースクール「セリスト」校長

はじめに

　本書は「匂い」を使って心の深いレベルに働きかけ、あなた自身を取り戻すための実践をガイドするものです。
　「匂い」の効果は、これまで心理学的にも医学的にも認められていますが、実践する上でほとんど触れられていない一番大切なことがあります。
　それは、「匂い」の嗅ぎ方——つまり、どういう心の状態で、どういう方法で「匂い」を受け入れるかということです。もう一つの大切なことは、「何を嗅ぐか」——その人の不調の具合、気質、体質に合わせ、「匂い」の持つ力をブレンドにより最大にする方法です。

　私たちは日常生活の中で、誰でも不安を持ち、焦り、いら立ち、追われる気分に支配されることがあります。このような気分をそのままにしておくと、いつのまにか「不幸」がしのび寄ってきます。とはいえ、理性だけでこのような気分を切り換えることは、とても難しいものです。そこで、「嗅覚と脳」を非常に深いレベルから掘り起こすことで、あなたの心を解放するのです。香りは、あなたの生きる拠り所になります。いつでも戻っていける場所になるのです。

　「匂いセラピー」を実践するには、「匂い感覚」が鋭くなければいけないとか、アロマテラピーの経験がなければいけないとか、そんなことはありません。今まで全く「匂い」を意識していなかった人でも、すぐに始められます。家にある石鹸1個からでもスタートできるのです。

「匂い」なんて原始的で動物的？

　「匂い感覚」で計算したり、細かいコミュニケーションをとったりといったことは、どう考えても無理です。ですから、多くの人は、「匂い感覚」を動物的で知的ではない感覚だと思っています。「下級感覚」なんて呼んでいる人も多かったのです。

　私自身も、はじめは「匂い感覚」について、あまり強く意識していませんでした。物理や工学、さらに治療に従事して医学に関わってきた私は、30年前にアロマテラピーを研究し始めました。

　当初は、精油の治療的効果に注目していました。代替医療の観点からスクールで教え、また、アロマテラピーの協会での多くの会員に技術や知識を提供する立場でした。つまり、以前の私にとっては、精油の薬理効果が最大の関心だったのです。

　ところが、そんな私に、クライアントさんたちが大きな気づきをくださいました。多くのクライアントさんに接しアロマテラピーを展開し、また、多くの生徒さんにアロマテラピーを教える中で、精油の効果の大半が「匂い感覚」であることを、逆に私は教えられたのです。

　特に感性豊かな女性たちは、とても素直に香りに反応し、心の状態が目に見える様子で改善することを示してくれたのです。

　ここから本当の、「匂いによるセラピー」が始まりました。

　感性だけでは、根拠が示せません。そこで私は、「匂い感覚」と脳の働き、心の不調への働きかけを総合的に研究し始めました。そして、多くのことがわかってきたのです。

「匂い感覚」は、あなたの「宝」です

　「匂いセラピー」の最も重要なポイントは、以下の２つです。
・その人（不調を抱えている当人）に合った香りブレンドを作ること
・どのようにこれを「嗅ぐ」かの心構えと方法が非常に大切であること

　「匂いセラピー」を利用するには、特別な素質はいりません。
　多くのクライアントが心配されるのですが、特に鼻が良いとか、匂いに対する感性が豊かであるとかは、「匂いセラピー」の必要条件ではありません。

　豊かな「匂い感覚」は、あなたの生きる支えになってくれます。それは、ちょっと気軽に体験してみるだけでも、すぐにわかります。また、「匂いセラピー」は、感性豊かな女性に限らず、社会で活躍され少し疲れている多くの男性にも、活用していただけるものです。
　「匂い感覚」は、あなたの持って生まれた「宝」です。
　この「宝」を眠らせておくのは全くもったいないのです。少しだけ練習すれば、誰でも磨いていくことができます。「匂い感覚」は、自分を取り戻し、豊かな時間を生きるための大きな支えとなってくれるのです。

これからの世の中は、ますます科学と経済が発展し、さらに便利に、より豊かになる面もあるでしょう。しかし、理性に直結する「見る」「聞く」の感覚だけでは、多くの人が疲れ、さらには心の不調を感じるようになります。もちろん、時代に逆行しようというわけではありません。
　私たちの心を根源から動かし、バランスの崩れを修正してくれる「匂い」を日常に取り入れ、豊かな「あなた」を支えてあげてほしいのです。
　まずは「あなた」を癒すこと。
　それから、あなたの周囲の人たちに、その手を差し伸べてあげてください。

公益社団法人日本アロマ環境協会 理事
アロマテラピースクール「セリスト」校長　高橋克郎

CONTENTS

はじめに ……………………………………………………………… 2

第1章　なぜ今、「匂いセラピー」なの？

「匂いセラピー」の目指すものは ……………………………………… 10
現代には、どうしてこれほど「不安」や「悩み」が多いの？ ………… 10
私たちの「脳」の特性が、不安や悩みに大きく影響している ………… 11
理性の「脳」だけでは癒されない ……………………………………… 12
脳のエンジンに優しいメッセージを届けよう ………………………… 12
「匂い感覚」が大きな力を発揮する …………………………………… 13
簡単だけど深い一歩を今日から踏み出そう …………………………… 15
■ 実践ノート［第1ステップ：匂いの体験］ ………………………… 16

第2章　脳のしくみと匂い感覚

私たちはなぜ「不安」や「悩み」を抱えるのか？ …………………… 22
「不安」や「悩み」を解消するには？ ………………………………… 24
脳の働きが大切 …………………………………………………………… 25
脳の発達 …………………………………………………………………… 28
脳は全体で働いている …………………………………………………… 29
恐怖反応を癒す鍵は「大脳辺縁系」にある …………………………… 29
「匂い感覚」のしくみ …………………………………………………… 31

第3章　人間に深いメッセージを届ける植物の香り

第二の主役は、植物の香り ……………………………………………… 36
植物の香りの大きな力 …………………………………………………… 37
アロマテラピー入門 ……………………………………………………… 38

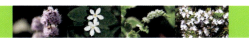

代表的な精油①	40
代表的な精油②	42
なぜ植物は人間にメッセージを送り、強く心に働きかけるのか？	46
香りの作用をさらに強める調香技術（ブレンド）	47
■ 実践ノート［第2ステップ：精油の活用］	49

第4章　癒しのための調香

調香とは何か？	58
長い伝統に支えられた調香の技術	58
癒しのための調香とは	60
心を癒す2つの調香	61
調香法A（根源に戻る調香）	62
調香法B（症状の改善のための調香）	65
アーユルヴェーダによる3つの気質・体質	66
キーワードの意味	68
精油の持つ作用の方向性	69
■ 実践ノート［第3ステップ：調香法A］	74
■ 実践ノート［第4ステップ：調香法B］	76

第5章　2つの主役を生かすディレクターはあなた

2つの主役をもう一度確認しておこう	86
香りを癒しにつなげるには？	87
■ 実践ノート［第5ステップ：香りの儀式］	89

おわりに　　　　　　　　　　　　　　　　　　　92

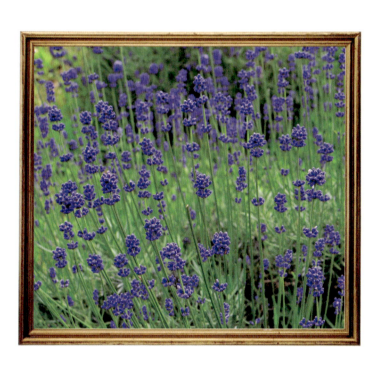

第1章

なぜ今、「匂いセラピー」なの?

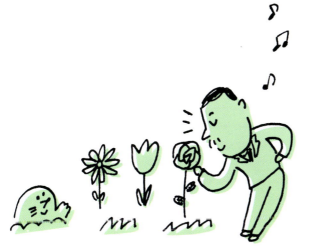

「匂いセラピー」の目指すものは

　科学技術が発達し、何もかも便利になった現代。
　しかし、その裏で「不安」や「悩み」は一昔前よりも深くなっている感じを受けます。そのような現代人の心の痛みを癒したいと、私は常々思ってきました。

　これらの悩みの原因を取り除くことは、簡単なことではありません。人それぞれ、いろいろな原因があるからです。
　とはいえ、必ずしも悩みの原因を取り除く必要はありません。原因を取り除くことはできなくても、悩みによって生じている痛みを取り除くことはできるからです。
　そこで、私たちを助けてくれるのは、「匂い」です。

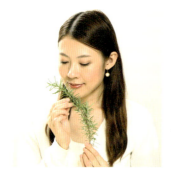

　匂いは、私たちの心の最も深いレベルの部分に働きかけてくれます。しかも、セラピーとして、苦痛もなければ副作用もありません。**今、最も知的で無理のないセラピーが「匂いセラピー」なのです。**

現代には、どうしてこれほど「不安」や「悩み」が多いの？

　現代の日本は、物質的には豊かで、経済的にもある程度、安定しています。世界を基準に見てみれば、ほとんどの日本人は幸福になるために必要なものを持っています。

　もちろん、人によっては、思いもよらぬ災害に巻き込まれたり、自分ではどうにもならないような状況に陥ったりすることもあるでしょう。しかし、ほとんどの人は、豊かで安定した生活を送ることができているのです。

　私はスクールで、20年以上にわたり、2,500名を超える人たちと接し、心や身体の不調に対するカウンセリングを行ってきました。その経験から言えることは、「悩み」や「不安」

の原因を除去するのはとても難しいということです。

最も大切なのは、その人の心の痛みを深いレベルで癒してあげることです。

ほとんどの人は認識していませんが、現代社会の持つある種の異常さが、現代人特有のこの痛みを強めています。日本に限らず、世界全体で情報媒体が高度に発達し、生活は非常に便利になった反面、心に問題を抱える人が増えているという現状があります。

悩みや不安の原因を取り除くのは、容易ではありません。

しかし、人間は問題を抱えながらでも豊かに生きていくことができるのです。

原因を取り除くことに意識を向けるより、問題を乗り越えるという感覚を大切にし、心の痛みを深いレベルから癒すことの大切さを知っていただきたいと思います。

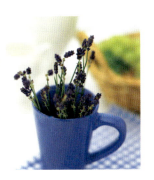

心の痛みを深いレベルから癒す強力な手段が、「匂い」なのです。

私たちの「脳」の特性が、不安や悩みに大きく影響している

多くの人は、「脳」と聞くと、知的で理性的な働きを思い浮かべます。「感じる」「考える」「行動する」という知的な脳を、現代人は高度に発達させてきました。

ところで、私たちの「脳」の最も得意な反応は、どんな反応かご存じですか？

それは、「恐怖反応」です。

「恐怖反応」という言葉はネガティブに聞こえるかもしれませんが、決して悪い意味ではありません。弱い哺乳類だった私たちが生き延びるための、脳のシステムだからです。

このおかげで、私たち人類は、多くの困難から逃れ、今日まで生き延びてきたのです。

「恐怖反応」は、脳のエンジンと言われる「大脳辺縁系」が司っています。

一方、最も知的な活動をする「大脳新皮質」は、科学・医学の進歩や物質的豊かさを作り出した主役ですが、これもすべて、徹底した「利害関係」の中で発達してきました。つまり、大脳新皮質は、損得勘定や安全か危険かを常に考える、計算高い脳と言えます。

理性の「脳」だけでは癒されない

　私たちの脳全体は、常に外敵から逃れたり闘ったりするために働いています。この脳の働きこそが、人類が生きるための基本なのです。
　ですから、あなたの生活状況がどんなに恵まれていても、いつでも脳は警戒しています。今、幸せであったとしても、「今の幸せは、いつまで続いてくれるのだろうか……」と、不安感が生じてきたりするのです。

　私たちの理性は、本来は「冷静に」「知的に」状況を捉えることができるはずです。科学の世界では、それがうまく行っているかのように見えます。つまり、大脳新皮質の働きにフォーカスすれば、理性で不安をコントロールできるはずなのです。
　では、理性を使って、うまく脳全体をコントロールすることができたとして、心の底から湧き上がってくる「不安」や「悩み」を解消できるでしょうか？
　現状は全く逆で、大脳新皮質が発達していても、現代人の「不安」や「悩み」はますます増えています。
　もし、理性で冷静に状況を判断し、感情をコントロールできるのだとしたら、脳の進化した人間にとって、「不安」や「悩み」はないはずなのです。

脳のエンジンに優しいメッセージを届けよう

　私たちの、生物として、生命体としての反応や行動を支える最も強力なエンジンの役目をしているのが、「大脳辺縁系」という脳の部分です。

　ここは一番大きく発達した知的な脳「大脳新皮質」により、下の方へ押し込まれた形で脳の中心の「辺縁」に位置しています。実は、ここ「大脳辺縁系」こそが、私たちの感情反応や気分や幸福感、不幸感を支えているのです。

　理性の働き、すなわち大脳新皮質の働きで、大脳辺縁系の反応を抑え込むことはとて

も難しいものです。抑え込むのではなく、大脳辺縁系に優しいメッセージを送り、少しでも安心させることが必要です。

<u>大脳辺縁系に優しいメッセージを送って安心させること。</u>

もしかしたら、これは知的には響かないかもしれませんが、これこそが、実は今最も知的なアプローチだと私は考えます。なぜなら、人間全体を見渡したアプローチだからです。

人間は、理屈と理性ですべてコントロールできるものではないからです。

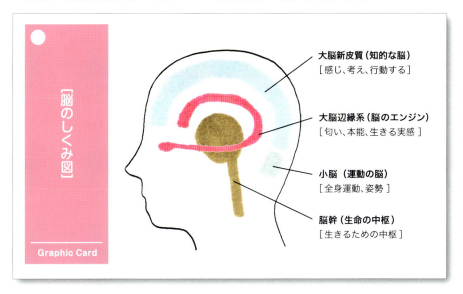

「匂い感覚」が大きな力を発揮する

意外かもしれませんが、大脳辺縁系に直結しているのは「匂い感覚」だけです。他の感覚は、いずれも直結していません。

「匂い」情報は、まず大脳辺縁系に入り、大脳辺縁系は安全か危険かを瞬時に判断し、必要な身体の反応を起こします。闘ったり、一方では安心してリラックスしたりといった反応です。

その後、大脳新皮質に届き、初めて感覚として私たちに意識されます。たとえば、「これはイヤな匂いだな」とか、「花のような甘い香りだなあ」というように感じられるのです。でも、その前に身体の反応が起こっているのです。

ですから、日常生活では、「匂い」感覚は私たちの無意識レベルで働いており、ほとんど意識には上がってきません。せいぜい、不快な時「くさい」と反応するぐらいです。あとは食事の時に、少し意識するくらいでしょう。
　それどころか、ほとんどの人は、食事の匂いにすら意識を向けていません。実は、おいしさの80％以上は匂い感覚が作っており、実際の味覚は20％程度しかないと言われています。

　このように、ほとんど意識されない「匂い」ですが、大脳辺縁系を癒すのには最適です。私たちの心の不安、悩みなどの痛みや、逆に、幸福感を作り出す最大のエンジンとなっている大脳辺縁系を癒すのに、積極的に「匂い」を使いましょう、というのが本書の目的です。
　具体的にどうするのかというと、大脳辺縁系が安心したり、大丈夫だと感じたり、リラックスしたりできる「匂い」を、その時の状況に応じて選ぶという方法をとります。
　良い「匂い」は、たくさんあります。お母さんの安心できる匂い、おいしいごはんの匂い、森の中、草原、海辺の匂い……等々です。しかし、これらは、出かけていかなければ、あるいは何か行動を起こさなければ手に入らない匂いです。
　いつも手元に置いておくことができ、その時のあなたの状況に応じて匂いを配合し、ベストなメッセージを届けるのには、植物の香りがベストです。

人間にとって植物は、生命の源です。

　地球上のあらゆる生命体は、光合成によって生み出される栄養と酸素に頼って生きています。つまり、植物なしでは生きていくことができないのです。さらに、植物の味と栄養素、そしてその匂いは欠かすことのできないものです。
　植物から抽出した物質が「精油」です。各種の植物から抽出した精油は多くの異なる働きを持っています。元気を出させたり、気分をリセットさせたり、少し鎮静させたり、優しい気分にさせたりと、いろいろです。これらは、アロマテラピーで実証されています。
　精油を、あなたの体質や気質、そして何よりも今日の状況に合わせてブレンドし、ベストなものを用意します。そうすることで、いつでも、安心感を得たり優しい気持ちになったりすることができるのです。

簡単だけど深い一歩を今日から踏み出そう

「匂い感覚」を使うと言っても、何も「鼻が効く」とか、「匂いに敏感」ということが条件ではありません。今まで匂いなんてほとんど興味なかったし、意識してこなかったあなたにこそ提案したいのです。

「匂い感覚」は、誰もが持っている、生まれながらの豊かな感覚です。だから、ほんの少し集中し、ほんの少し訓練してあげると、とてつもない力を発揮してくれます。

匂いは、心の痛みを和らげてくれるだけではありません。あなたの生き方、自分との向き合い方を豊かにしてくれる「宝」とも言えるものなのです。生まれつき誰もが持つこの「宝」を、決して持ち腐れにしないことが大切です。

集中や訓練といっても、決して難しいことではありませんので、ご安心ください。ちょっとした準備と、楽しい経験を積み上げることですから。

最初は、どこの家にもある石鹸1個あれば、スタートできます。

さあ、自分の心と向き合うための第一歩を、一緒に踏み出しましょう。

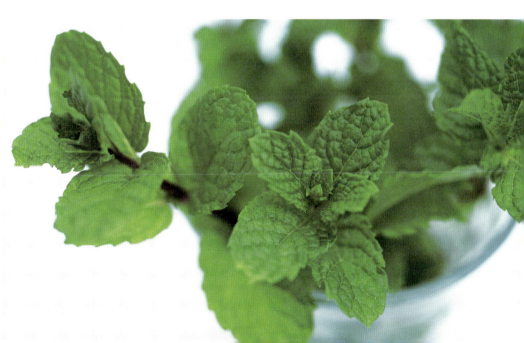

実践ノート

第1ステップ〈匂いの体験〉

いろいろ理屈を述べましたが、何よりも匂い体験をして、匂いの世界の深さを少しでも感じていただけたらと思います。

1 用意するもの

まずは、自然の植物の香りを嗅ぐことから始めましょう。
以下のどれか1つをご用意ください。

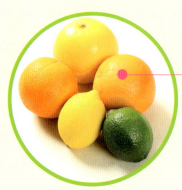

① 柑橘系の果物

オレンジ、グレープフルーツ、レモン、ライム、みかん等、フレッシュな果物を1個(皮はむかないで)用意してください。

② 生のハーブ

手に入る方は、ローズマリー、ペパーミント等を、生のまま1本用意します。
スーパーの野菜コーナーにもあります。

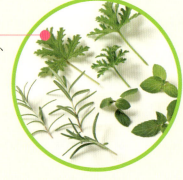

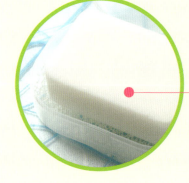

③ 石鹸

果物やハーブをすぐに用意できない場合は、石鹸(家で使っているもので十分)とティッシュペーパー1枚を用意してください。

2 「匂いなし」アロマテラピー

　せっかく用意していただきましたが、まずは「匂いなし」で匂い体験をしてみましょう。何だか矛盾したことを言っているようですが、簡単なのに思わぬ深い体験になります。
　また、あなたの「匂い感覚」が研ぎ澄まされていきます。

① **なるべく落ち着いた静かな場所に座ってください。**
　強い香りがない部屋を選んでください。また、あなたの体からも強い香りがしないことが大切なので、化粧品や香水等はつけないでください。

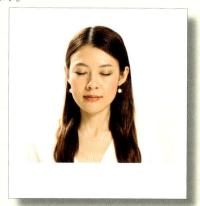

② **静かに目を閉じてください。そしてゆったりと普通のリズムで呼吸をしてください。**
　※目を閉じるのが不安な方は、開いたままでも結構です。

③ **少し落ち着いたら（10〜30秒）、鼻に意識を向けてください。**
　空気が入り、出ていくのをゆったりと感じます。他のことはなるべく考えないようにしてください（1〜2分間）。

④ **鼻に入ってくる空気の匂いを嗅いでください。あまり集中しなくても結構です。**
　ものすごく微妙な香りを感じる、というわけではありません。何となく入ってくる空気の匂いを嗅ごうとしてみてください（1〜2分間）。何の香りもしないでしょう。あるいはわずかに何かの匂いがするかもしれません。それも受け入れてください。

⑤ **何の匂いもしないし、何か意味のないような感じがするかもしれません。**
　少し違和感を持つ方もいらっしゃるでしょうが、落ち着いて何の匂いもしないことを味わってください。そして、自分の気持ちを、匂いではなくそれを嗅いでいる自分に向けてください。何も匂いがしないことは、実は何も警戒することもなく、何か嗅ぎ分けて情報を入手しようとする焦りもなく、「今、ここにいる自分」を感じとる豊かな時間なのです。

⑥ **鼻への意識を止めて、ゆっくりと目を開いてください。**

どんな感じですか。何かわけのわからない怪しい経験でしたか？　もちろん、初めての方は十分に集中できず、違和感があったかもしれません。少し慣れてきた方は、何か落ち着いた安心感を味わえたのではないでしょうか？　少なくとも他のこと(周りのこと、今悩んでいること、仕事のこと等)を忘れていた自分がいたのではないでしょうか。最初はそれで十分なのです。

「匂いなし」アロマテラピーは、これから、いろいろな「匂い」を嗅いでいく上での原点となる体験です。それはこれから少しずつわかっていただけると思います。

3 身近な香りの体験

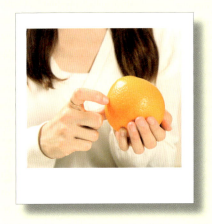

「匂いなし」アロマテラピーを体験して少し落ち着いたら、用意していただいた香りグッズの匂いを楽しみましょう。

① **グッズの準備**

柑橘系の場合、果皮の表面を爪で1cm位軽くこすります(精油が浸み出てきます)。ハーブの場合、葉を少し指でもみます(やはり精油が浸み出てきます)。

石鹸の場合、石鹸を直接鼻元に持っていくか、あるいは、濡れた石鹸をティッシュペーパーで軽くこすり香りを移します。

② **目を閉じて、少し呼吸が落ち着いたら、用意した香りグッズを鼻に近づけてゆったりと香りを嗅いでください。**

鼻に「ツンとした」、
または「ホワッとした」刺激がくるはずです。

③ **最初の反応は、そのまま受け入れてください。**
柑橘系なら、「良く知っているな」とか、「甘いな」とか、「酸っぱいな」とか、「おいしそっだな」とかでしょう。ハーブなら、「いかにも薬草っぽいな」とか、「こんな匂いだったのか」とかでしょう。石鹸なら、「お風呂の匂いだな」とか、「こんなに甘かったかな」とか、「少し作られた匂いだな」とかでしょう。最初に感じたことを素直に、そのまま受け入れてください。

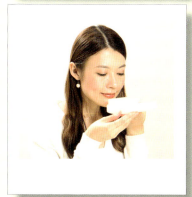

④ **その時の自分の気分を感じとってください。**
その香りで自分がどんな気分になったかを、簡単に表現してみてください。
「さわやかだ！」「すっきりする！」
「少し重くなった！」「少しゆるんでしまった！」
「元気になった！」など、いろいろでしょう。
正直な自分の気持ちを表現してみてください。

⑤ **その香りを何も考えずに、ひたすら嗅いで、味わってください。**
表現も評価もすべて忘れて、ただ香りを受け入れてください。

4 どんな感想でしたか？

初めての体験だったという方、別に普通だったという方、すごく深い体験だったという方、いろいろでしょう。これは、ほんの第一歩ですので、次のことだけ知っておいてください。

① **「匂い感覚」は、ほとんどの人は眠っています。**
鍛えて慣れてくると（決して特別な訓練をしなければいけないわけではありません）、誰でも非常に深く豊かな感覚を実感できます。

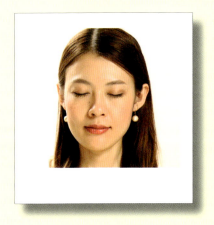

② **鼻が悪いと思った方も、心配いりません。**
少しでも匂いを感じたなら、
これから十分深く嗅げるようになります。
後述しますが、
脳が良く反応するようになるのです。

③ **自分が「今、ここに」いることを感じてください。**
匂いに集中する体験の中で、
それを嗅いでいる自分が
「今、ここに」いるということを
感じてほしいのです。
今いろいろな「悩み」「不安」「心の痛み」を
抱えていたとしても、
匂いを嗅いでいる間はそれらから離れ、
匂いに集中し、匂いを味わっている自分を
感じることができるのです。
ここが大切な出発点です。

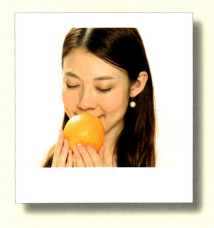

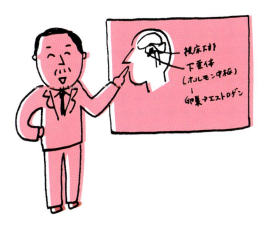

第2章 脳のしくみと匂い感覚

私たちはなぜ「不安」や「悩み」を抱えるのか？

　この章では、現代人の抱える多くの「不安」や「悩み」は、「匂い感覚」を使って脳の深いレベルから癒すことができるということをお伝えします。

　なぜ、「匂い」という、動物的・本能的でつかみどころのない感覚が、知的なレベルで働くのか、不思議だと思われたかもしれません。ここを少し理解していただきたいと思っています。そのためには、私たちの「不安」や「悩み」が、脳の構造とどう関わり合っているかを見る必要があります。

　今、本書を手に取っていらっしゃるあなたは、きっと、「不安」や「悩み」を抱えた経験があるかと思います。また、現在も抱えているものがあるかもしれません。あなただけでなく、あなたの周りの多くの方々も、例外ではないと思います。

　現在の日本社会は、安定していて物質的にも豊かです。それなのに、なぜ「不安」や「悩み」から解放されないのでしょうか？　解放されないどころか、年々、その痛みは増しているようにも思えるほどです。

　その原因を探り始めると、非常に多くの事柄がからんでいることがわかります。たとえば、こんなことが影響していると考えられます。

- あなたの素質（遺伝的な心の反応の仕方）
- 生まれ育ち（どんな親のもとで育ち、どんな教育経験をしたか）
- 今の生活状況（家庭、仕事、人間関係等）
- とりまく社会（あなたを縛り付ける経済システム、文化、情報など）

　最も思い当たるのが、日常生活の中でのいろいろな出来事でしょう。

- 仕事や人間関係からくるストレス
- 将来への不安
- 自分自身に関わる事柄への不安・悩み（健康、お金、老化、死）

第 2 章　脳のしくみと匂い感覚

　このような出来事は、私たちの心に影を落とします。
　さらに、もっと深いレベルから見ると、根の深い原因がからんでいます。多くの心理学者、哲学者、宗教家たちが、時代を越えて示してくれた事柄です。
　フロイトやユングは、このように指摘しました。私たちが意識している心の働きの背後に、直接は意識できない「無意識」という働きがあり、これが良くも悪くも私たちの心や行動に強く作用しているということです。このため本人には理解できない、強い反応を引き起こすのです。
　20世紀の哲学者ハイデガーは、こんなふうに言っています。私たちが、この世の中に生きていることとは、どこへ行くかもわからず、投げ出されて生きていくしかないことなのであり、その重荷と不安の「気分」こそが人間にとって最も根源的な「気分」である、と。つまり、避けられない不安を誰でも持ってしまうということです。

　仏教的な視点から言うと、私たちの執着が不安を生んでいると言えます。身の回りの物や人間関係、名誉、果てには、自分がより長く安泰に生きようとか、死そのものも乗り越えようとか、常に自分を守り、自分の納得のいく形を求めようとします。これを執着と言います。執着があるために、思い通りにならないいら立ち、焦り、不安が生じてくるのです。この執着から離れることが仏の命と一つになることであり、悟りへの道であると、13世紀の禅仏教の道元が説いています。

　このように多くの先人たちが、人間を根底から見つめる深い言葉を残してくれています。これらの言葉を味わえば味わうほど、人間の心の深さ、その中での矛盾、どうにもならない運命的なものを感じざるを得ません。

　これらの言葉を聞いく、今の自分を冷静に見つめ、「ああ、そうだったのか！」とか「これを受け入れて生きていかなくては！」と、生きる上での大きな励ましとして受け取り、心の安定と豊かさを手に入れる人もいるでしょう。
　しかし、私は、数千名の人々の心のカウンセリングを通して、なかなかそうはいかないという経験をしてきています。

このような先人たちの言葉をわかりやすくお伝えして、物の見方や生き方についてのアドバイスを送ったこともあります。でも、「不安」「悩み」の真っ只中にいる人の多くは、なかなか受け取ることができません。その時の気分や気持ち、感情のレベルから考えると、あまりにも高度で理想的で、なかなか現実の言葉として受け取れないのが実情なのです。

　何かが許せなくて怒っていたり、何かがものすごく不安であったり、さっぱり元気が出なくてうつ気味だったり、と。

　そのような時には、その人のその気分から出発しなければなりません。

　<u>ここに「匂い」によるセラピーが登場するのです。</u>

「不安」や「悩み」を解消するには？

　日常の多くの「不安」や「悩み」を少しでも軽くしたり解消したりするために、多くの人は以下のようなアプローチをしています。

1．「不安」や「悩み」の原因を解消する

　私たちは、心の苦痛を感じると、まずはその原因を探り出し、これを解消しようとします。仕事、人間関係、家庭などから原因を見つけるということです。もちろん、それがすぐにでもできれば随分楽になるかもしれません。でも、多くの場合、そう簡単でないのが現実ではないでしょうか？

　逆に言えば、簡単に解決できないからこそ、心の苦痛になるのです。

　さらに、問題を一つ解決しても、また次の新しい問題が起こるといったように、問題は次々と浮かび上がってきます。ですから、この方法は理論的には明解ですが、現実には難しい面があります。もちろん、その努力は常に必要であることは言うまでもありません。

2．自分の考え方を変えたり、心を強くする

　前節に述べたように、多くの先人たちが深く人間を見つめた言葉を残してくれています。

　したがって、人間の持つ深い心の特性を少しでも認識し、受け入れ、物の見方を変えたり考え方を変えたりすることが、一番大切なことだと考えられます。人生は、多くの「不安」

や「悩み」を引き起こすことの連続だからです。しかし、少し冷静になれたり、少し心に余裕が出ると、このことを考えられますが、今、感情的な反応の真っ只中にいる時は難しいことが多いのが実情です。

3.「不安」や「悩み」を抱えたままで、心の痛みを癒す

この考え方は、これまで注目されてきませんでした。今、「不安」に駆られ「悩み」で沈んでいるその人の、その沈んでいる心に寄り添うのです。

そして、その痛みに反応している心に、深いレベルからメッセージを送り、癒してあげるのです。痛みの自動的な反応に心を投げ出してしまわないようにするのです。

ほとんどの人は、痛みの反応に心を投げ出すのは仕方のないことであると、全く無防備です。ですから、痛みのみを癒すということは、誰も積極的に行っていなかったのです。

これから説明するように、「匂い」→「脳」の深い反応を巧妙に使うことで、苦痛を抱える心を癒してあげることができます。

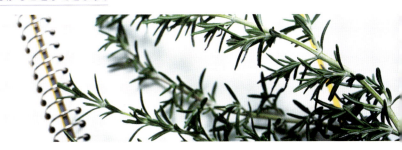

脳の働きが大切

多くの方々は、「脳」というと、コンピューターのように論理的で、複雑な活動を支え、知的な働きをする器官だと考えています。脳は、いろいろな働きを受け持つ領域が複雑に積み重なり、それらが互いにつながり合って、高度な人間の活動を支えています。これを簡単に図解したり、ネットワーク図にして示すことは容易ではありません。それでも、大まかに脳の構造と働きを知ることは、匂いの働きを理解するばかりではなく、ストレスの働き、心の不調、身体の不調を理解するのに、とても役立ちます。

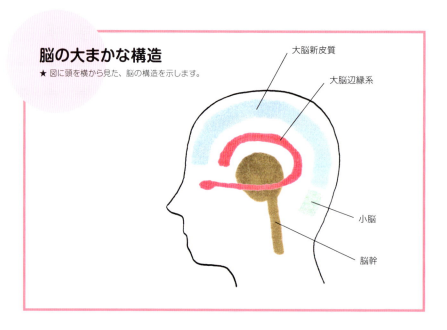

脳の大まかな構造

★ 図に頭を横から見た、脳の構造を示します。

大脳新皮質
大脳辺縁系
小脳
脳幹

脳幹（のうかん）

脳の一番下にあり、幹のように上の脳を支えているので、この呼び名が付いています。

脳幹は「生命中枢」と呼ばれ、生命を維持するためのほとんどの活動をコントロールし支えています。つまり、心臓を動かし、呼吸をし、食べたものを消化吸収し、排泄し、ホルモンを調節したりしています。通常、無意識のうちに生命を支える直接の働きを担っています。ですから、あなたが怖い場面に出合うと、闘ったり、逃げたりするために激しい生理活動を行わせます。

一方、リラックスして安心しているときは、生理活動を少し低下させ、体を休め、エネルギーを蓄える働きをしています。脳幹は、眠っているときも、しっかりと働いているわけです。

小脳（しょうのう）

後頭部の下にある脳で、姿勢を保ったり、全身運動をスムーズに行わせるために多くの筋肉に命令を送り、バランスをとっています。

第2章　脳のしくみと匂い感覚

大脳辺縁系（だいのうへんえんけい）　脳の中心部に逆C字型をした形に位置し、私たちが生物としてたくましく生きるための、強く本能的な働きを支えています。

大脳辺縁系は、危険か安全かを瞬時に判定し、闘ったり逃げたりするための強い命令を出し、前述の脳幹を働かせて、身体に闘ったり逃げたりするための生理反応を起こさせるところです。逆に安全と判断すればリラックスさせ、エネルギーを回復し、疲れをとり、身体の状態を整える指令を出します。

大脳辺縁系の重要な部分を、3つに分けて説明します。

1. 嗅脳（きゅうのう）　嗅覚のしくみ（p.31）で説明するように、嗅球が一番前に飛び出しており、ここで匂いを分類します。

2. 扁桃体（へんとうたい）　生命体にとって危険か安全かを判断する最も重要な部位です。嗅覚が最も早く直接につながっています。あなたが何か怖い場面を見たり、心の中で急に不安になった時にも、すぐ反応して防御態勢をとらせる働きをしています。

3. 海馬（かいば）　人間の記憶を支えている部位です。特に短期記憶といい、今起こっていることを、とりあえず記憶する働きです。これが健全だと正常な長期記憶につながり、物忘れは起こりません。逆に、この働きが不十分だと認知症につながるのです。「匂い」を集中した意識のもとで嗅ぐこのセラピーは海馬の活性化につながり、認知症予防に大きく貢献することとなります。ただし、集中した意識が大切です。

第1章でお話ししたように、大脳辺縁系は、最も古い哺乳類の頃（ネズミやモグラのような小動物）、ほとんどが嗅覚のための脳として使われていました。そのため、嗅脳とも呼ばれています。これらの動物は、「匂い感覚」で危険や安全を知り、それをもとに本能的な活動をし、恐怖や怒りなどの強い情動反応をしてきました。

これだけを説明すると、大脳辺縁系はとても動物的で、本能的な脳だと思われるかもしれません。しかし、大脳辺縁系は「脳のエンジン」とも言われ、生物としてたくましく生きるための中心的な働きをしているのです。したがって現代の私たちにとっては、この脳をうまく使っていくことこそが、意外かもしれませんが、最も知的な生き方と言えるのです。

大脳新皮質　脳の最上部を大きく覆う形で発達しており、最も新しく作られた部分です。そのため、「新皮質」と呼ばれています。人間は、この部位が特に大きく発達し、多くの知的な活動を支えています。多くの物事を知覚し、思考し、行動をする命令を出す重要な脳です。言語を理解し、手を器用に使い、道具を改善し、論理的な思考を展開し、理性の中心に位置しています。現代の科学中心の文化を作り上げたのも、この脳の働きがあったからと言えます。この脳の最も得意なことは、自分の安全や危険、利害をなるべく冷静に見つめ、分析し、計算し、予測し、最大の利益を得るように働くことなのです。冷静で理性的なのです。

しかし、冷静で理性的であるだけでは、私たち人間が痛みや不安を抱えながらも、自分にやさしく豊かに生きていくのを支えることはできません。脳全体をバランス良く使う必要があるのです。

脳の発達

脳は下の方から上の方へと発達してきました。原始的な動物としての脳、よりたくましく生きていく動物としての脳、人間が利害に敏感になり、理性を発達させた脳が最後にでき上がりました。そのため、一般的には、上の脳ほど知的で高度であり、下の脳ほど動物的で本能的な働きを受け持っていると考えられています。

大脳新皮質が支配する今の文化は、前述したように、科学と経済が支配する形となりました。しかし、当たり前のことですが、脳は全体がバランス良く働いて初めて、人間は生命活動を展開できるのです。下級で、能力の低い脳などありません。ですから、もう一度、先入観にとらわれず、脳全体の活動を見ていただきたいと思います。

もちろん、大脳新皮質と、その働きの理性的な機能を否定している訳ではありません。私がこのような文章の形で読者に訴えかけ、皆さんが理解されるのは、間違いなく大脳新皮質の働きだからです。人間が生きているいろいろな場面を考え、突き上げてくる感情や本能的な反応とどうつき合っていくかが大切です。それには、新皮質を働かせるだけでは足りず、脳全体を意識する必要があるということなのです。

脳は全体で働いている

「匂い感覚」は、まず大脳辺縁系に入り、本能的な反応を引き起こします。そして、すぐ下の「脳幹」に必要な生命活動の命令を送ります。同時に、この情報は「大脳新皮質」の「嗅覚野」で処理されて、私たちの意識の上で「匂い感覚」となります。「さわやかだな」「柑橘系だな」「何か癒されるな」といった感覚です。この豊かな感覚がまた「大脳辺縁系」に戻ってきて、より深い反応となっていくのです。つまり、脳全体が一緒になって働いて、初めて豊かな感覚が生じるのです。そして、それが、心や身体に反映されていきます。

その働きの中心を担うのが、「脳のエンジン」である「大脳辺縁系」なのです。

繰り返しになりますが、脳全体として見ると、脳の最も得意とする反応は「恐怖反応」です。最も知的な大脳新皮質も、身の安全や危険を予測し、判断することが第一の役目です。この能力が言語を使わせ、計算し、損得を判断し、科学的な体系を作り上げたのです。

大脳辺縁系は、本能レベルで安全や危険に反応し、脳全体に信号を送ります。

そして、一番下の脳幹は、危険時には身を縮こまらせ、心拍数を上げ、血圧を上げ、逃げるか闘うかの生理状態を作り上げます。

このような「恐怖反応」を得意とする脳のしくみは、昔も今も変わりません。科学が発達し知的な文明が支配していても、大昔と何も変わりません。また、人間であるなら、どんなに強い人、偉い人でも同じなのです。

最も注目すべき反応は、「恐怖反応」の結果、これが反射的に大脳新皮質に感情の反応として送られてしまうことです。そして、私たちの心の痛みとして自覚されてしまうのです。

これは自動的な反射反応なのですが、今までは仕方のないものと考えられてきました。しかし、このような反応を放りっぱなしにせず、働きかけをすることができるのです。

恐怖反応を癒す鍵は「大脳辺縁系」にある

前述のように、「恐怖反応」、そして感情としての反応は、脳全体の強い根本的な反応なので、大脳新皮質だけではコントロールできません。

意識レベルでしか自分を捉えられない私たちは、意識の中心である理性（大脳新皮質）で何とかしようとするのは、仕方のないことです。

　しかし、「恐怖反応」を癒すには、理性だけでは不可能です。もっと深いレベルから、脳全体に働きかける必要があります。ここで登場するのが、「大脳辺縁系」です。

　前述のように、大脳辺縁系は、本能的で動物的で、あまり知的な機能は持っていません。ですから、今の文化の中では注目されていません。しかし、大脳辺縁系は脳のエンジンとも呼ばれ、非常に強いメッセージを脳全体、そして身体全体に発信します。これは、理性のレベルではコントロールできません。

　たとえてみれば、大脳辺縁系は、あなたの中にいる赤ちゃんのような存在です。

　赤ちゃんが、何かの不快や恐怖で泣きわめいているとき、あなたはどうしますか？　言葉で言い聞かせますか？　そうではないですよね。やさしく撫でて、体を擦り、「大丈夫だよ」「怖くないよ」とメッセージを送ることが何よりも大切です。

　「大脳辺縁系」への働きかけは、一見原始的で動物的で、頼りなさそうに思えるかもしれません。しかし、このレベルから人間を見つめメッセージを送ることが、今最も知的な癒しになるのです。ただ動物的になれ、原始的になれと言っているのではありません。知的な科学知識、医学知識を無視しろと言っているわけでもありません。

　これから、あなたの中にいる赤ちゃんに、優しくメッセージを送る方法をお伝えします。

　この方法は、人間に関わる科学やいろいろな知識を、精一杯見つめた中から行き着いた方法です。どんな方法かというと、「匂い」を使って実行するものです。

これからそのポイントを説明しましょう。

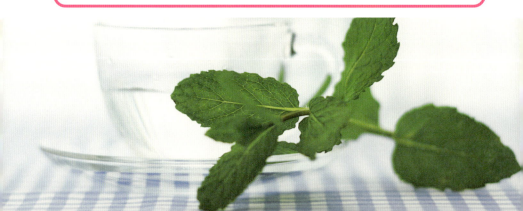

「匂い感覚」のしくみ

あなたの中にいる赤ちゃんにメッセージを送るには、「匂い感覚」を使います。
その前に、「匂い感覚」のしくみについて、ご説明します。

1．鼻の中はどうなっているの？

　図に示すように、鼻の中は大きな空間になっています。鼻腔(びくう)と呼びます。ここは毎回の呼吸による、空気の通り道となっています。

　鼻腔の天井には、左右一対の匂いを感じる細胞のかたまりが貼り付いています。ここを嗅上皮(きゅうじょうひ)と呼び、一千万個ほどの匂いを検知する専門の細胞が、いろいろな匂い物質40万〜60万種類を判別しているのです。

　ここで検出された匂い物質の種類は、すぐに電気信号に変えられて、そのすぐ上に位置する「嗅球(きゅうきゅう)」と呼ばれる器官でまとめられ、分類されます。

　入ってきた匂いは、腐ったような匂い、薬品のような匂い、ウッディーな匂い、柑橘系の匂い、石油のような匂い、スパイスの匂いといったように、嗅球にある「匂い地図」にしたがって分類されます。この「匂い地図」は生命体として、安全にたくましく生きるために作り上げられてきたものです。

　<u>「嗅球」は脳の一部であり、脳が一番外側に飛び出して、必要な情報を感じとろうとしている場所です。</u>あなたが空気を吸い込むと、そこに含まれていた匂い物質をいち早く検出して、その情報を脳に送るところなのです。

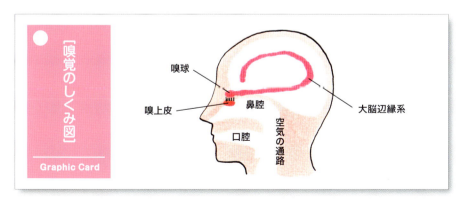

2.「匂い感覚（嗅覚）」の特殊性

　鼻の中で、どう「匂い」が検出されているかを知るだけで、多くの重要なことがわかってきます。

　毎回の呼吸（普通3～5秒に1回）の時に、私たちは無意識に匂いを感じようとしています。ですから、嗅覚は生きている限り常に働いています。目を閉じて見ないようにしたり、耳をふさいで聞かないようにするようなことはできません。

　吸い込まれる空気には、匂い物質が蒸発した形で含まれています。つまり、「匂い」のもととなる物質が嗅上皮に直接届いているのです。

　匂い物質は、多くの場合、生命体として生きるための重要な物質（物体）に関わります。敵の匂い、食料の匂い、異性の匂い、仲間の匂い等、これらを直接に嗅ぐので、安全や危険を判断するのに重要な役割を担っているのです。

　何よりも重要なのは、「匂い」を検出する細胞（嗅上皮）のすぐそばまで脳が飛び出してきているため、他の感覚とは比べものにならない非常に速いスピードで、情報を収集することです。

　私たちは、毎回の呼吸で「匂い物質」を検出していますが、よほど物質の量が多く強い刺激にならなければ、匂いは私たちの意識には上ってきません。「匂い感覚」は、ほとんど無意識下で働いているということです。

　そして、多くの場合、意識に上ってくるのは「不快な匂い（危険な匂い）」なのです。

　「くさい」のです。これは危険から身を守る、最も大切な反応なのです。

　それとは逆に、「匂い」が安全であるとわかり、私たちの古い記憶に入っている豊かなものであるときには、全く別の豊かな反応を、心身に起こし始めるのです。

3.「匂い感覚」は、本能に直結している

　一般には「嗅覚」は直接的で動物的なものと思われているため、あまり知的な感覚とは理解されていません。たしかに、嗅覚で計算したり、理論的な把握をしたりするのは困難です。

　現代の文明を支える最も重要な感覚は、視覚と聴覚といえます。ですから、嗅覚を下級な感覚と捉える人もいます。それも無理はありません。複雑で効率を重視する文明の中で、

嗅覚なんて何の役に立つのか？　と思うのが普通でしょう。でも、パソコン、スマホ、テレビなどで追い立てられた心の不調を、医療と福祉だけで支えきれるでしょうか？　どんなにお金をかけて高度なものにしても、それは困難です。

　幸福感を得て、心身の健康を実感して充実した生活を送るには、私たち一人ひとりが自分の生きる原点に戻ることが重要です。<u>世の中の流れ、情報、価値観、慣習に振り回されるのではなく、「今、ここで」生きている自分の原点の感覚に戻ることが決定的に大切なのです。</u>

　こう言うと、とても抽象的で、理想的で、何か夢のように響くかもしれませんが、そうではありません。生きている生命体としての原点に戻ることは、誰でもできます。それにはほんの少しの時間でもよいので、外の情報や刺激に身を任せるのをやめて、自分の感覚を取り戻すひとときを持つのです。

　生命体としての最も根源的な感覚の一つが「嗅覚」です。嗅覚は数億年を越える動物のたくましい生命を支えてきました。

　嗅覚によって、私たちは、

- 私たちを襲う恐ろしい敵を瞬時に知りました。私たちはずっと弱い哺乳類だったのです。
- 生きていくための食料を見つけ、食べられるか（腐っていないか、毒性はないか）を判断しました。これは、今でも変わりません。
- 子孫を残すための生殖活動のために、異性の匂いに発情したり、引き寄せられたりしました。
- 仲間や安心できる巣の匂い、森や草原の匂いは、休息の場であると知りました。

　嗅覚は原始的な動物だけに必要なのではなく、私たち人間にも必要です。また、現代の私たちも、嗅覚は全く衰えていないということを知ってください。

　ただし、多くの場合、嗅覚は眠ったように、なかなか意識に上ってきません。

　ですから、今ここで全く新しい知的な活動として、「嗅覚」を使って自分を取り戻していただきたいのです。

4．嗅覚は、人間の生きている実感を支えている

　これまで詳しく述べましたように、「嗅覚」は脳の中でも「大脳辺縁系」に直結し、ここを強く動かす強力な感覚です。

　「大脳辺縁系」は恐怖や怒り等の反応を起こし、自分を守るために非常に強く反応します。考える前に身を縮こまらせ、血圧が上がり、心拍数が増すといった反応を起こします。

　その逆に、今は安全だなと反応すると、強いリラックスを引き出し、疲れをとり、エネルギーを回復し、生命体をいきいきとさせるのです。

　また、「大脳辺縁系」は充実した気分を作り出し、困難や苦痛を抱えていても余裕を取り戻し、最後は「今、ここに」生きている実感、充実感をも作り出す大切な脳です。

　このセラピーの第一の主役は嗅覚と脳（特に大脳辺縁系）です。少し眠っていた強力な役者に再登場願うのです。

> さあ、人間に深いメッセージを届ける植物の香りを学んでいきましょう。

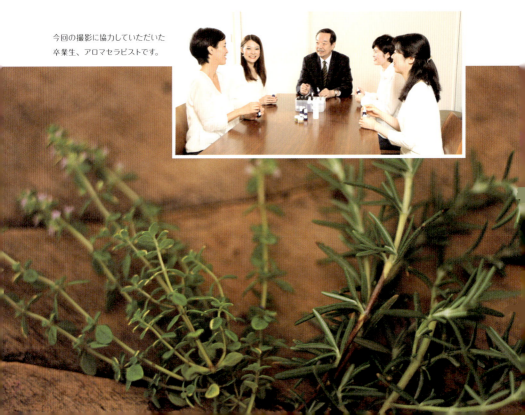

今回の撮影に協力していただいた卒業生、アロマセラピストです。

第3章

人間に深いメッセージを届ける植物の香り

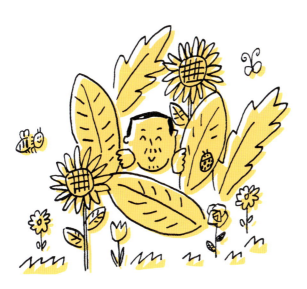

第二の主役は、植物の香り

1．科学技術が発達しても、私たちは植物に頼っている

　都市の中で生活していると、文明の作り出した人工物である道具や、生活物資が簡単に手に入ります。何もかも便利な世の中が当たり前となっています。そのような生活の中で、ほとんどの人は、植物のことなど意識しないのは当たり前になっています。

　たまに森の緑に囲まれてホッとしたり、野菜を食べてヘルシーだと思ったりするときに、ほんの少し植物を意識しますが、実は、私たちの生活を根本から支えているのは今でも植物なのです。

　今の地球の環境を作っているのは植物です。温暖な気候、私たちが吸い込んでいる大気の20％を占める酸素、そして何よりも私たちの栄養分となるエネルギーを作り出しているのも植物です。植物は、太陽光のエネルギーを見事に栄養物に変換しているのです。

　こんなに科学技術の発達した現代でも、私たちは植物を必要としています。衣食住に関わるほとんどの物資、そこでのエネルギーも、すべて植物が作り出したものなのです。

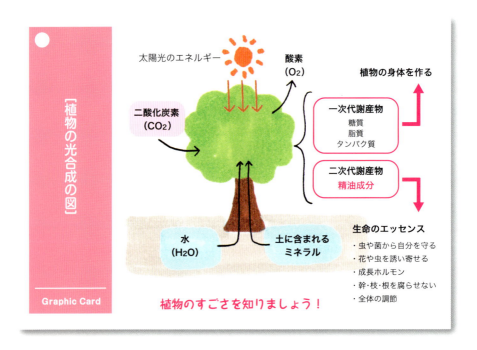

2．人間の知恵・科学さえ超えた大きな力

　植物は、空気中の二酸化炭素（CO_2）と、根から吸い上げた水（H_2O）と一緒に吸い上げたわずかな養分をもとに、光合成というとてつもない能力で太陽光のエネルギーを栄養物質として合成しています。この物質で、植物は自分の身体を作り、さらに成長していきます。葉や枝、幹、根を作り、花を咲かせ、実を結び、種を作り、子孫を増やし、地球を緑で覆います。その上に、私たち人間はすべてを頼って生きているのです。

　それなのに、私たちが燃料を燃やしすぎてCO_2を増やしてしまったため、地球の気候が変わり始めています。こんなに便利な科学技術文明を作った私たち人間なのに、気がついたら大変なことになってしまっているのです。

植物の香りの大きな力

1．植物の二次代謝産物が、匂い物質

　植物には、脳や神経がありません。ですから、植物が自分で考えて光合成をしたり、エネルギーを取り込んだり、いろいろな栄養物質を作り出しているのではありません。何億年から何千万年という気の遠くなるような長い時間の中で、世代を交代するたびに、ちょっと変わった素質を持った子孫が作り出され、生き残るのに有利なものがどんどん繁栄していったのです。つまり、今ある植物は、進化の結果作り出された英知の固まりとも言えるのです。

　この中で、植物は一次代謝産物として、自分の身体を作るための多くの物質も作りますが、これ以外に、わずかな量の二次代謝産物として、生命を維持するための重要な物質も合成しています。具体的には、自分が成長するためのホルモンや、傷を治したり、有害な菌や虫を避けたり、逆に花粉や種を運んでもらえるように虫や鳥を引き寄せたり、多くの高度な生命を守る働きをする成分です。

　この中に、強い匂い物質が含まれます。
　たまたま匂いがしたというわけではなく、非常に高度なメッセージと作用力を持った成分なのです。

２．なぜ人間は植物の匂いに深く反応するのか？

　植物は、人間への作用を前提にして生きてはいません。しかし、人間はこの植物の成分に非常に強く反応するのです。もしかしたら不思議に思えるかもしれませんが、これはごく自然な反応なのです。それには、大きな理由が２つあります。

　１つ目は、私たちの生命活動は、最も根本的なところで植物に頼っているからです。栄養、呼吸、環境など、人間が生きていくすべての部分で植物に頼っていると言っても過言ではありません。つまり、植物の存在を前提として、私たち動物の生命は保たれているのです。ですから、私たちが植物の成分に強く反応するのは当然のことと言えます。もちろん、中には毒物もありますが、多くの場合、有益な反応です。

　２つ目は、植物と私たちの細胞レベルの類似性です。植物と私たちを比べると、その姿や形はあまりに違っています。しかし、細胞レベルで見ると、あまり大きな違いはありません。植物と動物に分かれる以前は、同じ細胞だったからです。

　生命体が生きるということは、各細胞が健全に働き、多くの作業を分担し互いに信号を交換して初めて可能になるものです。ですから、細胞の活動レベルが上昇したり逆に鎮静化したりといった多くの生理作用は、植物も人間もよく似たメカニズムの中で行われています。植物と人間のおのおのの作用が全く同じではないにしろ、基本はよく似ているケースが多いのです。植物に頼りきって生きている人間は、多くの作用を、植物から受けているというわけです。

アロマテラピー入門

　現在、「アロマテラピー」という言葉は広く知られるようになりました。多くの方々が、アロマテラピーを日常に取り入れたり、少し学んでみようかなと思ったりされています。

　私のように、アロマテラピーを 30 年近く研究・実践し、教育に携わっている者としては、まだまだ植物の匂いについての深い部分の理解は広まっていないという印象です。ですから、私はアロマテラピーについて、より深い理解と技術を広めたいと願っています。それこそが、現代人の深い悩みにアプローチできる、唯一の方法だと思うからです。

1．アロマテラピーの目指していること

　アロマテラピーは、植物から抽出された香り成分を使って脳や神経にメッセージを送り、心に良い作用を及ぼしたり、脳からさらに神経やホルモンに良い影響を与えていくことを目指しています。

　香り成分は、呼吸器や皮膚から体内に入り、多くの薬理作用をすることも知られています。つまり、アロマテラピーとは、植物の香り成分により、心や身体の不調を改善し、健康を増進することを目指す自然療法です。

　医学的な応用も多く行われていますが、それだけがアロマテラピーの目指すところではありません。

　アロマテラピーの最も重要な目的は、生きている人間を、その生きている場面で支え、バランスをとり、優しさを伝え、少しでも幸せになるようにするための深い癒しを提供することです。

2．植物から抽出したエッセンス、精油

　植物の成分の中でも、強い生理作用をする物質は比較的軽く蒸発しやすく、強い香りを持っています。これらの成分は、植物のいろいろな部位に、わずかずつ含まれています。香り成分によって、その部位を守ったり、成長させたり、虫等にメッセージを送ったりと、多くの働きをしています。

　たとえば、柑橘系の皮の部分（果皮）には多くの香り成分が含まれ、果実が腐るのを防いだり、乾燥しないようにしたり、冷やしたりして、中心にある種を守っています。

　一方、ローズマリーの葉を少し圧迫してみると、非常に強いさわやかな香りがします。ローズマリーは、葉の中のさらに小さな袋に成分を蓄え、虫に食われたり、菌が付いたりするのを防ぎ、さらには暑さから葉を守り、乾燥しないように働いています。

　このような高度で貴重な成分を、人間は昔から圧搾して絞ったり、蒸気で蒸して蒸発させ回収したりして濃縮したものを利用してきました。これを精油（Essential Oil）と呼んできました。油と言っても、一般的な油（オリーブ油、ゴマ油等）とは全く化学構造の違う、強い作用の物質です。

　別表に代表的な精油のデータを載せておきます。

代表的な精油 1

名　　前	PHOTO	植物と部位
グレープフルーツ		ミカン科 果皮
ベルガモット		ミカン科 果皮
ラベンダー		シソ科 花と葉
ローズマリー		シソ科 葉
クラリセージ		シソ科 花と葉
ペパーミント		シソ科 葉

心身への働き	作用と特徴
リフレッシュ効果 刺激・循環促進	強いリフレッシュ作用、気分転換 むくみ、肥満への応用
鎮静・鎮痛 リフレッシュ・強壮	深い落ち着きとリフレッシュ作用 アールグレイの香り、バランス作用
鎮静・鎮痛・消炎 殺菌	シソ科の万能薬、優しさと清潔感 強い鎮静作用
刺激・強壮・抗うつ	強い活性化作用とリフレッシュ作用 安全でバランスの良い刺激作用
鎮静・鎮痛 女性ホルモン調整	ハーブ調と重い甘さで女性を支える 強い鎮静作用、女性ホルモン調整
鎮痛・健胃 殺菌・消炎	本物のミントの作用、バランス力 呼吸器系、消化器系への作用

代表的な精油 2

名前	PHOTO	植物と部位
ジャスミン		モクセイ科 花
ローズオットー		バラ科 花
イランイラン		バンレイシ科 花
ユーカリ		フトモモ科 葉
ティートリー		フトモモ科 葉
フランキンセンス		カンラン科 樹脂

心身への働き	作用と特徴
鎮静・催淫 強壮・抗うつ	花の女王の香り、上品で深いメッセージ 鎮静の中に、バランスの良い強壮
鎮静・鎮痛 リフレッシュ・強壮	バラの持つ大きくて深い香り 強いバランス力で女性の一生を支える
鎮静・鎮痛 消炎・殺菌	落ち着きのある甘さ、優しさと力強さ 強い鎮静作用と女性ホルモンバランス
刺激・強壮・抗うつ	独特の薬っぽさとさわやかさ 強い消炎作用、アボリジニの特効薬
鎮静・鎮痛 免疫力向上	すっきりした薬品調 免疫系のバランスをとる強い作用
鎮痛・健胃 消炎・殺菌	古代からの神の薬、宗教的な香り 深い落ち着きと、不安の解消

3．精油はどのように人間の心と身体に働くのか？

　別表に示したように、ヨーロッパやアラブを中心に、数千年にわたって、ハーブ、スパイス、樹脂、花、果実、種等を利用した治療法が行われてきました。その中で、経験され蓄積された知恵に加え、現代のアロマテラピーがフランスやイギリスで確立されてから50年以上の膨大な蓄積のもとに、各精油の心身への有効な作用が確認されています。

　どのようなルートで、精油が人間の心と身体に作用するのかを以下にまとめます。

嗅覚を通して作用する

前章で示したように、嗅覚は脳の神経・ホルモン分泌に直結しており、匂いの信号だけで多くの脳生理状態に影響を与え、心への強い作用、身体の生理状態にも多くの作用が起こります。

血液循環を通して作用する

精油成分は呼吸を通して、直接、呼吸器の管状の粘膜からと、肺の一番奥にある肺胞といわれる小室から血管に入ります。さらに希釈して皮膚に塗ると、皮膚表面近くにある末梢血管に入ります。このように血液に入った精油成分は、わずかな量でも全身を循環し、各部で多くの有効な薬理作用を行います。

4．精油を効率よく作用させる多くの応用の方法

　アロマテラピーでは、精油を効率よく作用させるための多くの有効な方法があります。

■ **芳香浴法**
　部屋に精油を香らせ、その中でゆったりと香りを楽しみ、気分や体調を整える。

■ **入浴法**
　お風呂に精油を希釈して混ぜ、これにゆったり浸かり、香りと皮膚からの浸透を行う。

■ **湿布法**
　精油を垂らした湯や水にタオル等を浸し、これを不調な患部に当てて症状を改善する。

■ 塗布法
植物油等に希釈した精油を皮膚に塗り、マッサージしてその部位に働きかけるとともに血液循環で全身に送る。

　いずれの方法でも、大切なことは、適切な精油を選び、安全な範囲で使用することです。
　また、必ず「セラピスト役」がいることも重要です。プロのセラピストに相談するのが一番ですが、自分で自分にアロマテラピーを実践する場合でも、必ず自分がセラピスト役を演じることを忘れないでください。
　つまり、少し不調を抱えた自分に優しく接し、その体調や生活状況を冷静に見て、適切な精油を選び、トリートメントしてあげる意識が大切なのです。症状と有効な精油の一覧表から機械的に選んで、ただ使うというのでは効果は半減します。
　たとえば、「不眠」には「ラベンダー」だけでは、十分な効果は出せません。あなたが不眠で悩んでいるなら、まずは、その不眠がどのくらいつらいのか、何が原因と思っているのか、どうしたら少しでも楽になれそうなのか、それを自分に聴いてあげることです。
　その場で答えは出なくても、自分に対して自分がセラピスト役になってあげられれば、同じ「ラベンダー」でも、その植物の豊かさを知り、その香りを存分に味わい、一番自分の気に入った方法で使用することができるはずです。入浴でも、枕にスプレーでも、胸に少し塗布するのでもよいでしょう。
　これから詳しく述べますが、あなたがセラピスト役になり、ちょっとした不調に悩んでいる「あなた」に優しくセラピーをしてあげてください。

5．最も注目するべきは、香りの心への作用

　アロマテラピーは、多くの心身の不調を覚える方々に利用されてきました。私の30年近い経験の中でも、非常に速く、反射的に反応を起こし、目に見える形で効果を示しているのが心への作用です。
　現代の社会では、情報の渦に巻き込まれ、仕事や人間関係で心身をすり減らしている人がたくさんいます。このような人たちの第一の反応は、心のアンバランス不調です。これが二次的に身体反応にもつながるのです。
　したがって、精油の持つ香りと脳神経への作用を最大限に使ったアロマテラピーを展開し、心のアンバランス不調にアプローチしていきたいと思います。

なぜ植物は人間にメッセージを送り、強く心に働きかけるのか？

1.「匂い」のイメージと作用が一致している

　一般に私たちは、ラベンダーを嗅ぐと、多くの方がさわやかでスッキリするという印象を持つことがわかっています。気分も落ち着き、ゆったりリラックスできます。脳波や血圧等のデータからも、鎮静的な反応が起こっていることが多くあります。

　ローズマリーのような、少し刺激的で薬品のような香りを嗅ぐと、多くの人が元気が出て、気持ちも前向きになります。脳波や血圧、その他の生理データでも、心身の活性化、興奮作用が認められることが多くあります。

　なぜ、こんなことが起こるのでしょうか？

　植物の香り成分は、植物自身が生命を保つために自己の生理状態を鎮静化させたり、逆に活性化させたりするためにあります。ですから、植物と細胞レベルで類似性を持つ私たち人間にも作用するのです。

　私たち人間の嗅覚は、ほとんどが虫や原始的哺乳類、そしてサルのような動物の中で作られたものがおおもとです。嗅覚は、とても長い時間の中で、生命をつなぐために洗練され蓄積されてきた能力で、身の周りにある物質の性質を一瞬にして判別する、非常に高い能力です。人間では、嗅覚は随分衰えてきてはいますが、重要な能力は、まだ十分に残っています。

　人間は、視力や聴力を発達させ、多くの情報を扱うようになりました。その分、嗅覚に頼ることが減り、原始哺乳類に比べれば、嗅覚がずいぶん衰えたと言われています。でも、まだ十分その能力は保たれていますし、香りに関心を持って豊かな匂い経験をすると、また高い能力を取り戻すことができます。

2．生命体としての深いレベルでの共鳴

　匂いとは、単なる軽い、根拠のないイメージではありません。また、匂いから得るイメージとその心身への作用は、偶然の一致ではありません。長い年月を生き抜いた植物、そして、植物にすべてを依存して生きてきた動物の時間が、その根拠を作り上げているのです。

　人間に比べはるかに長い時間を生き抜いてきた植物の知恵とその反応力が、脈々と生きているのです。

香りの作用をさらに強める調香技術（ブレンド）

1．ブレンドって何をすること？

　植物が生き抜くために作り上げた、英知が詰まった精油の世界の素晴らしさについて、わかっていただけたことと思います。

　1種類の植物の匂い成分だけでも、多くの作用が期待できますが、さらに何種類かのいろいろな個性を持つ精油をブレンドすることで、とてつもない力が発揮されます。これは、人間の生み出した知恵です。

　自然界で植物同士が互いの成分をブレンドすることは、まずあり得ません。しかし、人間には、これが簡単にできるのです。

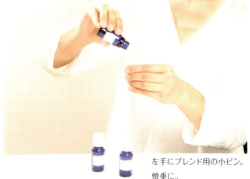

左手にブレンド用の小ビン。慎重に。

　たとえば、和食のだしについて考えてみてください。昆布のだし（これだけでも複雑な成分の組み合わせです）、かつおのだし、醤油、みりん、塩、これらを絶妙な配分で組み合わせることにより、あの見事な世界ができあがるのです。

　精油という、純粋に抽出され濃さもわかっている成分は、絶妙な比率でブレンドできます。しかも、非常に簡単にできるのです。ブレンドされた精油は、互いに足りない部分を補い合ったり、特定の効果をさらに強めたり、全体のバランスをとったりと、見事に洗練された世界を作り出します。

2．匂い感覚に最も強く深く働きかける「ブレンド精油」

　ブレンド技術は、長い伝統の中で作り上げられてきました。特に、フランスの香水、化粧品を作る技術の中で洗練されてきたのです。そこには、多くの天才的な調香師が積み上げたノウハウがあります。調香師たちは、幅広い豊かな感性の中で、多くの試行錯誤を繰り返しながらブレンドの基本を作り上げてきました。

　アロマテラピーでは、調香師たちが作り上げたブレンドの基本で、最も大切な部分を利用させてもらいます。

3．自分の感覚を信じて、実践しよう

　もちろん、私たちはものすごい香水を作って売り出すわけではありません。今ここで心の痛みに悩み、不安に襲われているあなたや、あなたの周りの人に、その人にとってベストなブレンドを作ってあげることを目的としています。

　香りの心への働きかけをしっかり理解しておけば、精油をブレンドすることは、そんなに難しいことではありません。

> **さあ、自分の感覚を信じて、実践してみましょう。**

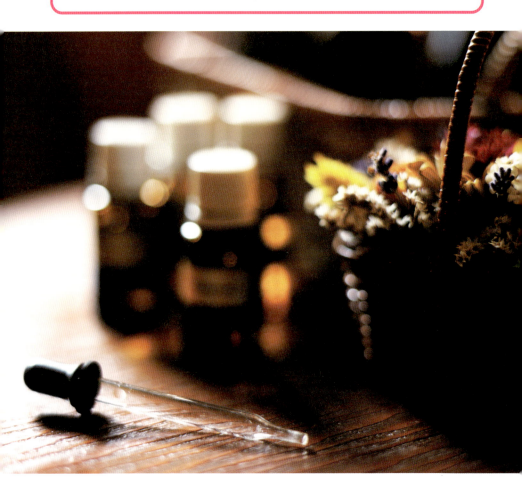

実践ノート

第2ステップ〈精油の活用〉

いよいよ、精油を用意して嗅いでみましょう。

お話ししましたように、現在のアロマテラピーでは多くの種類の精油をいろいろな目的に合わせて使用します。

ここでは、基本となる3種類の精油を用意することから始めましょう。

どれも入手しやすく、応用範囲の広いものです。

3種類の精油の香り体験

1 用意するもの

① ラベンダー

（3・5・10ml → いずれか1本）

② グレープフルーツ

（3・5・10ml → いずれか1本）

③ ペパーミント

（3・5・10ml → いずれか1本）

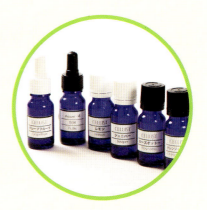

これらの精油は、多くのショップで購入できます。必ず点滴（ドロッパー）機能つきのものを選んでください。1滴ずつ取り出せるものです。

④ ブレンド用の小さなビン

5～10mlくらいのなるべく小さなガラスビンで、しっかりフタができるもの。プラスチックビンは精油により変質するものがあるので避けましょう。

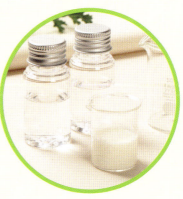

2 香り体験

精油ビンから注意深く、精油1滴だけティッシュペーパーに垂らし、よくもんでおきます。鼻元にちょうどよい強さになるよう、少し離して持ってきます。3種類を嗅ぐ場合は、必ず2～3分、間を置いて嗅いでください。

■グレープフルーツ

呼吸が落ち着いたら、ゆっくりと嗅いでください。

よく知っているグレープフルーツのさわやかで甘くて、少し苦くて、少し酸っぱい香りです。

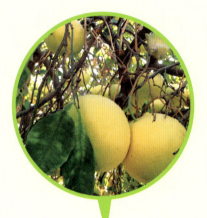

① まず香りを表現してください。
「甘い」「酸っぱい」「苦い」
「いかにも柑橘系!」など、表現はいろいろです。
「ちょっと苦手」といった表現でも構いません。

② どんな気分になるか表現してください。
「さわやか」「リフレッシュ」「元気になる」
「すっきり」「食欲が出る」などでしょう。

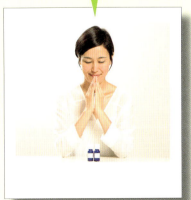

③ どんなイメージ、場面が浮かんできますか？表現しましょう。
「森の中」「果樹園の中」「デザート場面」、
あるいは「誰かさわやかな人」など
いろいろでしょう。

■ラベンダー

呼吸が落ち着いたら、ゆっくりと嗅いでください。

ラベンダーは、よく嗅いでいる人もいるでしょうし、ほとんど初めての方もいらっしゃるでしょう。さわやかなハーブ調でその中に甘さやさわやかさ、清潔感を感じるかもしれません。

ちょっと苦手という方も、日本人には多いです。そんな方は、すこし弱めに、鼻から離して嗅いでください。

① **まず香りを表現してください。**
好きですか、ちょっと苦手ですか？ 軽いですか、重いですか、甘いですか、グリーンが強いですか、自由に表現してみてください。

② **どんな気分になるか表現してください。**
リラックスしますか、軽くなりますか、落ち着きますか、すっきり浄化されますか、それともちょっと重く、甘い感じがしますか？

③ **どんなイメージ、場面が浮かんできますか？ 表現しましょう。**
「草原の中」「紫色の風」「清潔感のある女性」等々でしょう。「オヤジの整髪料」と言った人もいました。それでも結構です。

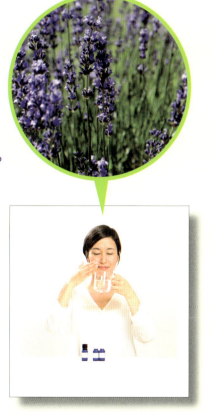

■ペパーミント

　呼吸が落ち着いたら、ゆっくりと嗅いでください。

　誰でも知っているミント調ですが、歯磨きやガム、口臭防止剤のような人工の香りではなく、とても豊かで深い香りなのがおわかりになるでしょうか。

　実は、ほとんどの人は本物のミントの香りを知らないのです。

　何よりもさわやかで冷涼感があり、ピリッとしていますが、逆に甘さや重さ、暖かさもある豊かな香りなのです。

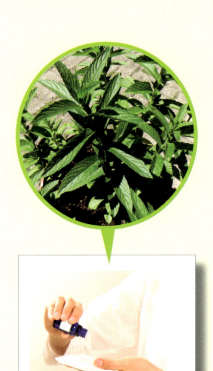

① **香りを表現してください。**
　「あ！ミント調！」で終わらせるのではなく、
　いろいろな香りの調子を表現してみましょう。
　「クール」、それだけですか？　甘さは？
　軽さ、重さは？　葉のイメージは？

② **どんな気分になるか表現してください。**
　リフレッシュ感が強いですか、
　リラックスですか、
　それとも元気が出ますか？
　浄化された感じですか、
　疲れがとれそうですか？

③ **どんなイメージ、場面が浮かんできますか？
　表現しましょう。**
　「歯磨きの場面」「草原の緑の中」
　「ケーキを食べている」などいろいろでしょう。

3 ここで味わっていただきたいこと

　シンプルで、そんなに特別な体験ではないと思われた方も多いかもしれませんが、実は深い意味を持っているのです。

① **植物のすごさを感じてほしい。**
　各植物が生き抜くために、長年の進化の中で作り上げた、複雑でバランスのとれた物質の香りを感じてほしいのです。

② **あなたの素晴らしさを感じてほしい。**
　植物の香りのすごさを感じ取り、感覚として捉え、さらにその植物の香りから深いイメージまで持つことのできた「あなた」が素晴らしいのです。

　これは単なるゲームや遊びではありません。単なる偶然でもありません。自然に包まれ、これに頼り生きてきた私たちの能力なのです。この能力が、心を癒す力となるのです。それを、これからさらに深めていきます。

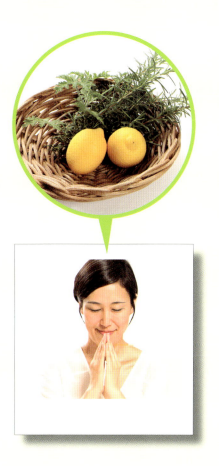

ブレンド体験

　基本の3つの精油それぞれが持っている世界も豊かですが、これを適度な割合でブレンドすると、さらに豊かで深いメッセージを持った世界が作り出されます。

1 準備するもの

　3種の精油を以下の割合でブレンドし、小さなビンに入れ、よく振って混ぜておきます。量が少ないので、ビンの内壁を濡らす程度ですが、よく混ぜます。これをティッシュペーパーに垂らし、嗅ぎます。

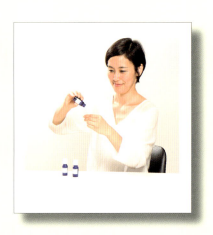

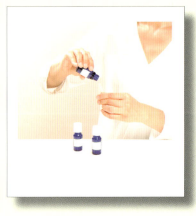

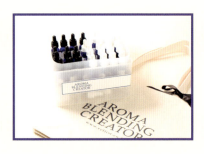

① ラベンダー／グレープフルーツ
　　ラベンダー ……………… 2滴
　　グレープフルーツ ……… 3滴

② ラベンダー／ペパーミント
　　ラベンダー ……………… 4滴
　　ペパーミント …………… 1滴

③ ペパーミント／グレープフルーツ
　　ペパーミント …………… 1滴
　　グレープフルーツ ……… 3滴

2 香り体験

　ブレンド体験で大切なことは、おのおのの精油の香りも別々には残るかもしれませんが、全く別の新しい世界が作り出されることを味わっていただきたいのです。

① ラベンダー／グレープフルーツ

　おのおのの精油の香りもきちんと残ってはいますが、ずっと世界が広がった感じがしませんか？ ラベンダーとグレープフルーツの少し性質の違うさわやかさが、より強め合い、一方、甘さがまろやかに強まり、互いの尖っていた香りが和らぎ、深いリフレッシュ感とリラックス感が増してきたのではないのでしょうか。

② ラベンダー／ペパーミント

　シソ科同士の絶妙な組み合わせを作ります。もちろん、それぞれの個性は全くと言ってよいほど違うのですが、不思議な落ち着きを作り出すとともに、ハーブの強い働きが疲れを和らげ、根源から支えてくれる優しさを示します。

③ ペパーミント／グレープフルーツ

　互いの清涼感が強まる一方、優しい甘さが引き出され、何ともバランスのよい尖りの少ない香りとなります。強い気分転換やリフレッシュ感には絶妙のブレンドでしょう。

3 ここで味わっていただきたいこと

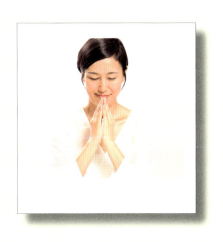

　精油の香り体験に慣れていらっしゃらない場合は、あまり大きな差や、広がる豊かさを感じられないかもしれません。それでも、以下のことに注目していただきたいと思います。

① より豊かな世界へ

　全く違う種類の植物の香りなのに、ただ別々に香ってくるのではなく、互いに作用し合い、より豊かな世界を作ってくること。

もちろんブレンドが適切でないと、バラバラで、貧しいものにもなります。この植物の成分が互いに作用して豊かな世界を作ることは、科学的（化学的）に考えても、なかなか説明できない不思議なことです。

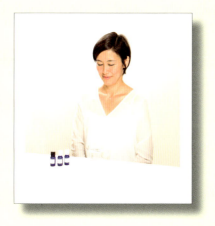

② **より強く、より深いイメージへ**
　香りの世界は、より強く、深く、私たちに働きかけてくれます。そして、嗅いでいる私たちのイメージを広げ、気分に働きかけ、大きな作用をしてくれます。

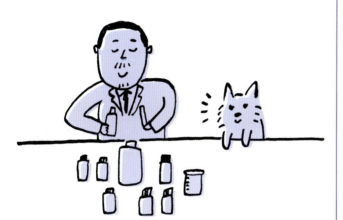

第4章

癒しのための調香

調香とは何か？

　この章では、いよいよ、あなたを癒す香りを作り始めます。

　心を癒す香りを作るには、香りをブレンドし、あなたに合ったものを作る必要があります。そのための考え方と方法を学びましょう。

　前章まででお話ししたように、植物はその生命をかけて、精油という物質を合成しています。私たちの匂い感覚は、非常に深いレベルで精油の匂いに反応し、メッセージを受け取り、多くの心身の癒しにつながります。

　単独の精油でも素晴らしいのですが、さらに、良いブレンドは世界を広げ、深いメッセージを送り出します。全く違う種の植物、全く違った気候条件、地域で生育した植物は、自然界では互いに、混ざり合ったり、相互作用することはほとんどありません。

　ここからが人間の技です。おのおのの個性を持った精油を目的を持ってブレンドすると、ある場合はパワーを増幅させ、またある場合は強すぎる作用を和らげたり、尖った香りを抑えたりと、バランスをとる働きが生まれてきます。とはいえ、ただ混ぜればいいというものではありません。精油の個性をよく把握し、成分構成も考慮して全体がバランスがとれるよう、適度な比率でブレンドするのです。

長い伝統に支えられた調香の技術

1．豊かな香りの歴史

　地中海の沿岸の中東やヨーロッパでは、古代より、宗教儀式に樹脂を焚いたり、王族や貴族がバラ、ユリなどの香り、樹脂の香り、スパイスの香りを生活に取り入れ、豊かに展開する伝統がありました。

　近代に入ってからは、ヨーロッパ、特にフランスを中心に、皮手袋、なめし皮などの香り付けが盛んになり、さらには体臭防止のためのエチケットとしての香料利用が広まりました。南フランスのプロバンス地方のグラースという都市は、香りの調合の中心となり、現代でも「香りの都」として、世界にその存在を響かせています。

　19世紀以後は香料が大衆化し、低価格でバラエティーに富んだ製品が大量に作られる

ようになりました。それには貴重な植物精油のみでは、とても需要に追いつけず、ほとんどが合成化学香料となってきました。このため、大変多くの種類の香料（精油も少しは含みます）を、どのように組み合わせ、バランスをとり、豊かな世界を作り出すかという調香技術が発達したのです。

　現在の調香技術は、ほとんどが、数百から数千種の合成化学香料をブレンドする精密なものです。

2．現代の香料の目指すものとは

　香料は生活場面で、化粧品、トイレタリー、あるいは食品用のフレーバー等に幅広く利用されています。その目的もさまざまですが、ここでは調香技術が最も高度に洗練され、複雑な成分構成となっている香水を見てみましょう。

　香水の目指すものは、基本的には、使う人の文化的表現といえます。特に自分自身の表現の手段として使用されるのが主目的でしょう。さわやかなイメージ、濃厚なセクシーさ、少し深い落ち着いたイメージ、清潔感あふれるイメージ等々です。もちろん、使用している本人も、その香りに包まれることでの多くの効果も期待できます。しかし、メインは対外的表現です。

3．調香技術を大いに利用しよう

　パフューマーといわれる専門職の人々が長い伝統の中で作り上げた技術と、その洗練された感性の深さは、一言では言い尽くせないものです。たとえば、オーケストラの響きを作り出すようなものです。どういう高音の楽器がどんな質感の音なのか、中音部をどう広げていくのか、そして低音部がどう全体を支え、全体として、聴衆の心に響き渡らせるか、そしてどんな情感を引き出すのか、まさに芸術なのです。

　そのために、パフューマーは、匂いという非常に複雑で一言では表現できない世界を音楽になぞらえたり、香り調子で分類したり、一つの基準となる花（例えばバラ）や果物、スパイス等に向かって合成していくのです。

　私たちの目的では、これらの技術のすべては必要ありませんが、彼らの培ってきた技術と考え方の一部を利用させてもらいます。

癒しのための調香とは

1．癒しのための香り

　ここで「癒し」について考えてみましょう。

　癒しとは、生活のさまざまな場面で、生きているその人の原点に戻ること。そして、外にばかり向いていた意識を内に向け、今生きていることを実感し、自分を取り戻すことです。

　誰もが日常生活の中で、ストレスや将来の不安といったものに巻き込まれ、生きています。このような外向きの意識を内側へ向け、今生きている自分に寄り添うのです。そうすることで、苦しんだり焦ったりしている今の自分の状況が違って見えてきます。ここに決定的な作用をしてくれるのが嗅覚なのです。

　十分な作用を及ぼすには、香りの選び方と、嗅ぎ方がキーポイントです。

2．天然精油の力を最大に引き出すには

　精油は、それ自体が単独で見事な小宇宙を持つものです。それをさらにブレンドし、さらに大宇宙を作り出すのがブレンドです。

　大宇宙は、ただ大きくて複雑であればよいのではなく、その大宇宙に身を任せる人間の状態・気分に合わせて作り上げるのです。

　ここにブレンド技術が必要となってきます。

3．ブレンドは、おいしい料理を作るのに似ている

　料理の味の決め手は、どんな素材や調味料を組み合わせるかにかかっています。調味料も、さまざまです。醤油にもたくさんの成分が含まれ、塩、みりん、酢、その他を使い、素材からも多くの味が出てきます。

　おのおのの調味料、素材に相当するのが、調香では各精油です。

　単独の醤油でも豊かな味わいですが、他のものとの絶妙なブレンドで、素晴らしい味の世界が広がります。

　調香も同じで、たとえば、ラベンダー単独でも素晴らしいのですが、柑橘系の精油とブレンドすると、より深みが出てきます。さらに樹木系の精油をブレンドすることによりバランスが整い、世界が広がってきます。

料理の場合、必ず目的を持って味を作るはずです。春の野菜の苦みを引き出し元気を出させる味、カレー風味で食欲を増進し身体を少し冷やす味、冬の魚と野菜の鍋で体を温める味等、いろいろです。

調香も同じで、あなたの身体の状態と目的に合わせてブレンドを行っていきます。

心を癒す2つの調香

精油の絶妙なブレンドにより、いよいよ心の不調を癒していきます。

実際のブレンドに入る前に、知っておいていただきたいことがあります。それは、心を癒す調香には、2つの考え方があるということです。1つ目は、あなたの心の根源に戻る調香。2つ目は、非常に強い心の不調を和らげる調香です。

1．あなたの心の根源に戻る調香（調香法A）

「心の根源に戻る」というと、難しいことのように響くかもしれません。しかし、決して難しくはなく、とても大切なことなのです。

私たちは、毎日、目の前にあるいろいろなことに心が向き、損をしないかとか自分が脅かされないかとか、将来を心配したり、いろいろな悩みを持つものです。これは、あなただけでなく誰でも同じです。

しかし、あなたの心全部が、お金のこと、仕事のこと、人間関係の悩みに支配されているわけではありません。それらに心が奪われてしまうのは仕方のないことですが、これを冷静に見つめ、悩みながら今生きている自分を全体から見渡している心が必ずあるのです。この心を、意識的に取り戻していきます。

これは、頭だけで考えても難しいものです。不安の感情は、脳と心とを強く支配するからです。

そこで、香りの登場です。

あなたが最も安心でき、バランスのとれた「匂い」を嗅ぐこと。そうすることで、冷静に自分を見つめ、やさしく包んでくれる心を取り戻すことができるのです。

この時の「匂い」には、できるだけ多くの要素がバランス良く含まれていることが理想

です。そして、その香りの中で、あなたが十分に満たされ、安心し、いつでもここに戻ってくれば良いのだと思えることが大切なのです。

　脳のしくみのところで詳しくお話ししたように、嗅覚は、脳のエンジンである「大脳辺縁系」に直結しており、最も得意とする能力は危険を瞬時に知ることです。でも、その匂いが、「安心できるな！」「守られているな！」「大丈夫だよ！」というメッセージとして受け取られると、非常に強い安心感をもたらします。
　ですから、今苦しいことを抱えていても、不安であっても、安心できる「匂い」を嗅ぐことで、心の根源に安心して戻ることができるのです。
　心の根源に戻るには、素晴らしいブレンドの香りが導いてくれます。

２．非常に強い心の不調を和らげる調香（調香法Ｂ）

　この方法は、心の不調がとても強く、自分自身に戻ることが難しいケースに使えるものです。たとえば、とても怒りが強い（「許せない！」「裏切られた！」）とか、ものすごく不安であるとか、激しく落ち込んでしまっているとか、全く元気が出ないといった時です。そのような時でも、調香法Ａが有効な場合もありますが、調香法ＢのほうがＡよりさらに強く心に働きかけるので、効果を感じられるでしょう。
　香りは、ある方向性に向かって私たちの心に働きかけてきます。この性質を利用します。それには、各精油の持つ作用の方向性を理解し、これをうまく組み合わせて、より強い作用力を作り上げていきます。ブレンドを作るには、今の心の不調を分類し、どのようにバランスが崩れているのかを分析する必要があります。具体的には、後ほど詳しくご説明します。

調香法Ａ（根源に戻る調香）

　ここでは、いくつもある調香の考え方の中で、最も基本的で重要でもある調香法Ａについてご説明します。
　「根源に戻る」とは、心の悩み、痛みを少しでも和らげるために、悩んでいる心に向かって、

「怖がらなくてもいいよ！」というメッセージを送ってあげることです。具体的には、匂い感覚を使ってメッセージを大脳辺縁系へ送ります。多くの不安、トラブル、ストレスを抱えていて、それが解決されていなくても、自分の心の一番奥にメッセージを送って癒すことはできるのです。

この時、メッセージとして届けたいものは、外にばかり意識が向き恐怖反応に振り回されるのではなく、自分の内面、生きている原点に戻らせるメッセージです。この時の調香で、大切なことを示します。

1. ノート

香りには、「ノート」と呼ばれるものがあります。音楽にたとえると、トップ・ノート（高音部）、ミドル・ノート（中音部）、ベース・ノート（低音部）のことであり、これらをバランス良く組み合わせることで心に働きかけるブレンドを作っていくことができます。すべての音楽がそうであるようにです。これまでの数多くの経験から、おのおののノートの作用を示します。

これらの各グループから精油を選ぶことにより、全体がおのおのの働きに支えられながらも、見事なバランス力をもたらし、すべてが揃っている安心感が、自分自身の根源に戻らせてくれるのです。

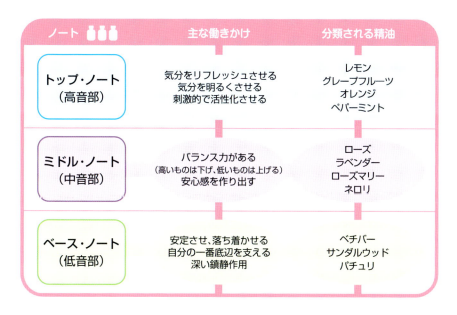

2．香りの強さのバランス

　おのおのの個性をノートで表現してバランスをとるにしても、各精油の香りの強さを配慮しなくてはなりません。

　オーケストラの響きでも、トランペットのように強く響くものとビオラのように控えめでやさしく包んでくれるものでは、そのバランスが大切です。精油も単独の香りの強さはいろいろなので、およその特性を知っておきましょう。

　強さの感じ方は、精油の商品としての差もありますし、何よりも嗅ぐ人の匂いの感じ方の差も大きいので、決めつけることはできません。およその目安としてください。

　強さも、場合によっては、弱いものに比べて強いものが3～4倍も強くなるケースがあります。たとえば、ペパーミントとラベンダーのブレンドだけでも、1（ペパーミント）対4（ラベンダー）くらいの割合が、優しく、疲れをとってくれる絶妙のブレンドとなります。

香りの強さ	精　油
① 非常に強い	ペパーミント、バジル、ジャスミン、イランイラン
② 中程度に強い	ローズマリー、オレンジ、グレープフルーツ、レモン、ローズ、ネロリ、フランキンセンス
③ 比較的弱い	ラベンダー、ベルガモット、サンダルウッド、パチュリ

3．香りの保留効果

　トップ・ノートの精油は、基本的に軽い分子の成分が多く、とても蒸発しやすい傾向にあります。ですから、刺激的で軽い印象を与えます。

　一方ベース・ノートのものは重い分子の成分が多く、比較的蒸発しにくい傾向があります。したがって、ゆっくりと、穏やかに作用してきます。

　もう一つ大切なことは、ベース・ノートは、トップ・ノートだけが先に蒸発するのを抑え、全体のバランスが崩れないようにしてくれる作用を持ちます。これを、「香りの保留効果」といいます。多少空気にさらされている時間が長くても、香りの調子全体のバランスは変わりません。

このセラピーでも、長時間使用する場合には、このポイントを考慮し、ベース・ノート成分をしっかりブレンドするとよいでしょう。

4．いよいよ、香りのオーケストラを響かせる

基本は、各ノートから1種類の精油を選び、強さの特性を考慮して、おのおのの滴数を選びブレンドします。3種類の精油でも、見事な世界が開けてきます。これが、5種、6種となるとさらに複雑で奥行きのある響きが得られます。

最初は少し不安でしょうから、実践ノート（p.74 〜）におすすめのブレンド例を示しますので、そこから出発して自分だけの香りを作ってみてください。

調香法B（症状の改善のための調香）

調香法Aで、その人が自分自身に戻るための香りがその人を落ち着かせ、自信を取り戻させるのに有効ということをお伝えしました。

しかし、心の不調がとても強く、自分自身に戻ることが難しい場合もあります。たとえば、とても怒りが強い（誰かが許せない）とか、ものすごく不安であるとか、激しく落ち込んでしまっているとかです。

このような時のために、調香法Bがあります。

1．症状をどう理解するか

私はこれまで、多くの方の心の不調に向き合ってきました。

当たり前かもしれませんが、仕事、対人関係など同じように見える原因でも、人それぞれ本当に反応が違います。怒り一つとっても、その反応はずい分違うのです。それは程度の差もありますし、心の中での微妙な揺れ方が違う場合もあります。ですから、本当は、その人に一対一で寄り添い、好みや、その人の心の微妙な状態ごとに、ブレンドするのが最適です。事実、そのような努力もしてきました。

しかし、多くの症例を経験する中で、大切なことに気がついたのです。シンプルな考え方です。それは、精油がその人の心に独特の作用をしてくれること。つまり、ある方向性を

持って働いてくれるということです。

　簡単な例を挙げると、重いものを軽くし、熱いものを冷まし、ピリピリしているものに甘さを届けるのです。

　情緒的で、主観的で、科学的でないような考え方とお思いかもしれませんが、非常に強い働きかけをしてくれるのです。

　これをシンプルに最大限に活用します。

2．アーユルヴェーダ的な見方

　人間の心理状態を分析し、これを改善する方向性を考える上で、とても参考になる考え方があります。シンプルでありながらも、適切に、その人の気質・体質から、今の状態を分析するものです。それは「アーユルヴェーダ（生命の科学）」と呼ばれる手法です。これは古代インドの宇宙観・自然観であり、何よりも人間の健康と治療を目指した体系です。

　なぜ、こんな古いものを今ここで持ち出すのか？

　実は、アーユルヴェーダの宇宙観や自然観は、現代の物理や生命科学とも、驚くほど一致しており、これが最近になり見直され始めたからです。

　中でも、各人の気質・体質についての考え方から、心の状態や行動のパターンを表現する「キーワード」を、私は多くのクライアントとのセッションの中から選び出しました。

　シンプルでわかりやすいこの方法を、これから説明します。

アーユルヴェーダによる3つの気質・体質

　アーユルヴェーダでは、人間には3つの気質・体質があるとされています。それは、ヴァータ、ピッタ、カパの3つです。これらの働きと特性が、生きていく人間を支えています。また、心と身体に作用しています（ちなみに、本来アーユルヴェーダでは、心・身を分けて考えません）。

　次頁に、これら3つの基質・体質の働きと特性を示します。

- 心や身体の働きを活発にする
- 感覚反応が速く、行動的
- 多くのことに関心を持ち、少し発散的
- ● 良いバランスでは
  感受性が強く、創造力豊かで、行動的で、繊細な傾向
- ● 崩れたり、過剰になると
  落ち着きをなくし、集中できず、不安が強くなり、消耗しやすい
- ● この気質を表現するキーワード

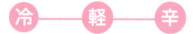

- 心身に入ったものを消化し、栄養に変換する
- 心理的には理解力、身体的には消化・吸収
- 外界に対し、積極的に行動し、挑戦的な能力
- ● 良いバランスでは
  理知的で、理解力が強く、積極的で挑戦的な能力を示す
- ● 崩れたり、過剰になると
  コントロールできないことに焦り、いら立ち、怒りやすくなり、周りに強い影響を与える
- ● この気質を表現するキーワード

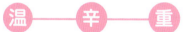

- 吸収したもので、自分の心身を作り上げ、安定化させる
- すべてがスムーズに作用できる潤滑油的な働きをする
- ● 良いバランスでは
  落ち着いていて、安定しており、穏やかでリラックスしている
- ● 崩れたり、過剰になると
  停滞し始め、行動が遅くなり、対応力が低下する
  一方、何かへの執着やこだわりが強くなり、新しい展開が難しい
- ● この気質を表現するキーワード

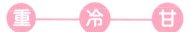

キーワードの意味

「重−軽」「温−冷」「甘−辛」こんなシンプルで限られたキーワードで、どこまで複雑な人間の心身のことを表現できるのか、と疑問に思われる方も多いと思います。

実はおのおののキーワードには、とても深く、広い意味があります。そして、良い悪いの二面性も含んでいるのです。この広がりを以下に説明します。

重い
バランスの良い「重さ」は、安定感と落ち着きをもたらしてくれます。これが過剰になったりマイナスに働くと、停滞してしまったり、何かに強く執着したり、内向的になり過ぎて、うつ的になったりといった不調をもたらします。

軽い
バランスの良い「軽さ」は活発さをもたらし、積極的であり、デリケートな感性を支えます。これが過剰になると、不安定さが増し、不安が強く、神経質な反応が強くなります。

温かさ
基本的に、熱気を意味します。良い「温かさ」は熱意が強く、積極的で、行動的です。しかし、マイナスに働くと、いら立ちが強く、焦りが目立ち、対外的には怒りが強く心を支配します。

冷たさ
基本的に、心が冷えた状態を意味します。良い「冷たさ」は、冷静さをもたらし、心身ともに鎮静的な働きを支えます。しかし、マイナスに働くと、無関心、冷淡さ、内向性を作り出します。

甘さ
基本的に、優しさや安心を与える働きです。良い「甘さ」は心を支え安心させ、優しさで包む働きです。しかしマイナスに働くと、「甘える」という言葉に代表されるように、依存的で、だらしない傾向が目立ちます。

辛さ
「スパイス」のような、刺激する性質を表します。良い「辛さ」は、良い刺激を与え、活性化させ、心の働きを高めます。しかし、マイナスに働くと、自他ともに優しさがなくなり、批判的で、何事にも厳しい態度をもたらします。

これらの相反する二つの方向性をうまく使うことにより、その過剰な方向性を和らげていきます。「重」に対しては「軽」を、「温」に対しては「冷」を、「甘」に対しては「辛」を作用させます。いろいろな香りには、この方向性が含まれているのです。
　次の表に、これをまとめて示しています。

■ 香りの方向性

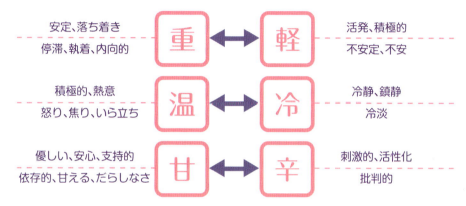

　つまり、各キーワードは、それ単独で、良し悪しがある訳ではなく、心身に起こってくるいろいろな方向性を象徴的に示しています。
　アーユルヴェーダでは、これ以外にも別のキーワードがありますが、今私たちが考えている心の不調に対しては、この6つのキーワードにしたがって考えるので十分整理がつき、対処法がわかってくるはずです。

精油の持つ作用の方向性

　それではここで、各精油がどのように作用してくれるか、その方向性をキーワードで見てみましょう。

1．抽出された部位による特徴

　ご存知の通り、精油は植物の全体にまんべんなく含まれているわけではなく、部分部分

に集中して成分が分泌され、そこに保存されています。それは植物が生きていくために作り出したからです。

　各部位ごとに、その意味を解明してみましょう。すべてがわかっているわけではありませんが、多くの重要なことが示されます。

花　ローズ、イランイラン、ジャスミン、ネロリ など

甘い香りで虫を誘い、引き寄せるのが最大の目的です。したがって、キーワードで見ると、「甘」が最も重要で、次に「重」「温」が示されます。

葉　ローズマリー、マージョラム、レモングラス など

葉は植物にとっては光合成の場であり、すべての栄養分、エネルギー分を作り出す最も大切な部分です。そのため、虫等に摂食されず、菌から守り、暑い中では冷却し、そして何よりも活発な生命活動を営むところです。キーワードは「辛」（苦みで摂食阻害、抗菌）、「冷」（冷却作用）、「軽」（活発な光合成活動）。これが重要なものとなります。

根　ベチバー、アンジェリカ など

根は水分を吸収し、一緒にミネラルを吸収する生命を支える部位です。土の中という菌や虫に常にさらされている環境で、腐らずに、栄養を吸収し、場合によっては栄養分を蓄え安定した生理作用を行っています。したがって、キーワードとしては「重」（安定し、支持的）、「辛」（菌を殺し、虫を抑える）、「温」（栄養分を蓄え、生命力の源）となります。

幹・枝　サンダルウッド、ローズウッド、シダーウッド、プチグレン など

植物全体の姿勢を支え、なるべく高くなり、日光を少しでも多く獲得し、光合成につなげます。菌や虫に食われることなく、腐ることがないのが第一です。
幹の内部はすでに死んだ層です。ここを守るのです。したがって、キーワードは、「辛」（菌や虫を避ける）、「重」（しっかりした組織で強度を保つ、安定性）となります。

果皮　柑橘系すべて など

柑橘系の果皮は、内部の種とこれを取り巻く果肉をなるべく新鮮に保ち、種が栄養分と水分を十分に吸収できるように守ることが主目的です。そして内部を外側の熱から守る作用も大切です。キーワードは「冷」（蒸発熱で冷やす）、「軽」（軽い成分が蒸発しやすく、新鮮さを保つ）、「辛」（酸味、苦みが抗菌）となります。

2．精油の主成分による方向性

　精油には多くの成分が含まれ、おのおのが互いに作用し合い、非常に複雑な作用を持っています。とても、多面的、多方向性を示します。これが一つひとつの精油の世界を広げてくれることにつながります。

　しかし、ある種の精油は、その主成分が強い影響力を持ち、その成分の持つ方向性が代表的な特徴を示す場合があります。ここでは詳しく説明しませんが、アロマテラピーを学ばれた方は官能基グループの知識を利用されるとよいでしょう。

■ 精油の持つ方向性

改善する方向性	これに適する精油
重	パチュリ、サンダルウッド、ベチバー、シダーウッド、ベンゾイン
軽	レモン、グレープフルーツ、オレンジ、ベルガモット、フランキンセンス、ジュニパー、ティートリー
温	オレンジ、ローズマリー、バジル、クローブ、タイム
冷	ペパーミント、マージョラム、グレープフルーツ、ラベンダー
甘	ローズ、イランイラン、ゼラニウム、ネロリ、ジャスミン、ラベンダー
辛	ローズマリー、ティートリー、フランキンセンス、ジュニパー、クローブ、ブラックペッパー、タイム

3．精油の組み合わせによる方向性

　このように見てくると、各精油には、植物としての機能が部位ごとに特徴づけられますし、構成している成分からも、その特徴が示されます。

1つの精油でもいろいろな方向性を持つものも多く、心をケアする目的で使うとなると、単独で対応するのは難しいものです。

　そこで、改善方向を考えて何種類かの精油をブレンドし、その力を強め合ったり、逆に、足らないところを補ったりするためにブレンドを行います。

　この場合、心の不調と改善方向をわかりやすくまとめたのが次頁のチャートです。これは6つのキーワードを配置し、おのおのの性質を改善する方向性を示したものです。

■ 使用法の例

ヴァータ的な不調のとき（不安定、落ち着きなさ、消耗）

改善する方向は、「重」「甘」「温」がキーワードとなります。一方、精油の特性からは、花の甘さ、樹の重さが浮かび上がってきます。一例としては、ローズオットー、サンダルウッドが骨格となり、これに他の精油をブレンドします。

ピッタ的な不調のとき（焦り、いら立ち、怒り）

改善する方向は、「冷」「甘」「軽」がキーワードとなります。精油は、葉の持つ軽さ、冷却作用に、少し柑橘系の軽さ、冷却を足してみます。一例としては、ジュニパー、ペパーミントに柑橘系をブレンドすることとなります。

カパ的な不調のとき（停滞し、行動が遅くなり、少しうつ的）

改善する方向は、「辛」「軽」「温」がキーワードとなります。精油は葉の持つ軽さ、辛さに、果皮の持つ軽さ、辛さを加えます。一例としては、タイム、パインを骨格に、柑橘系またはブラックペッパー等を加えることとなります。

> **簡単なチャート**
>
> 最初はなかなか、自己診断と適切な精油を見つけるのが難しいので、次頁に簡単なチャートを示します。まず自分の心の不調を探し、改善するキーワードを探し、そして精油を選びます。しかし、それも難しい場合は、ブレンド例を参考にして実践第4ステップに進んでください。

第4章　癒しのための調香

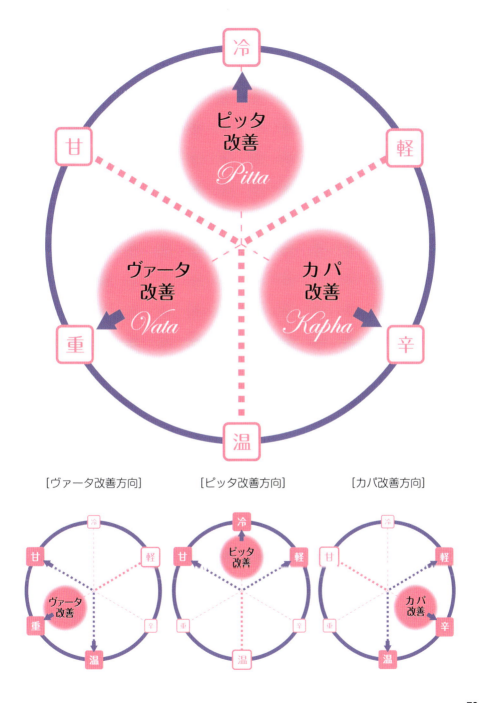

［ヴァータ改善方向］　　［ピッタ改善方向］　　［カパ改善方向］

実践ノート

第3ステップ〈調香法A〉

それでは、いよいよ調香法Aを実践してみましょう。

1 用意するもの

[トップ・ノート]

① ペパーミント　　　（ステップ2で使用）
② グレープフルーツ　（ステップ2で使用）
③ ベルガモット　　　（より複雑なブレンド用）

[ミドル・ノート]

① ラベンダー　　　　（ステップ2で使用）
② ゼラニウム　　　　（新たに必要）
③ フランキンセンス　（より複雑なブレンド用）

[ベース・ノート]

① パチュリ　　　　　（新たに必要）
② フランキンセンス　（より複雑なブレンド用）

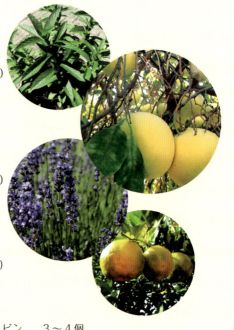

[ブレンド用小さなビン]

ステップ2で使用したものと同じ小さなガラスビン　3～4個

2 心の根源に戻るブレンド例

1　シソ科の奇跡

これはすべて、
シソ科の葉から抽出した精油の
絶妙なブレンドです。

第 4 章　癒しのための調香

- ペパーミント　　1滴：透き通るさわやかさでトップを響かせます。
- ラベンダー　　　3滴：清潔感のある甘さとハーブ調でバランスをとるミドルで包みます。
- パチュリ　　　　4滴：目立たないけれど、少しスモーキーで墨汁のような落ち着き
　　　　　　　　　　　でベースから支えます。

　ブレンドするとすべてが絶妙に混ざり、尖ったものを和らげ、何とも言えぬ安心感で疲れをとってくれます。まさに"シソ科の奇跡"です。

2　異国の甘い土の香り

エキゾチックな甘さに、
南国の土の香りが入った、
懐かしさと憧れのブレンドです。

- グレープフルーツ　2滴：すっきりした甘さと、少しの苦みでやさしいトップを作ります。
- ゼラニウム　　　　2滴：バラのような甘さと、豊かなハーブ調で、ワクワクさせるミドル
　　　　　　　　　　　　で気持ちを揺らします。
- ベチバー　　　　　2滴：南国の土の香りが、まさに地に足を着けさせ、ここに戻りなさい
　　　　　　　　　　　　とベースとして支えます。

　こんなところへいつでも戻りたい、そして自分を見つめたいと思う憧れのブレンドです。

3　"神の薬"の香り

アラブやイスラエルの民が、何千年もの昔から"神の薬"として、
すべてを癒してもらい、神とともにある悦びを象徴した香りです。
特に宗教性を意識しなくても、
すべての人間の持つ、心の根源に迫るブレンドです。

- ベルガモット　　　3滴：柑橘系ながら、甘さの苦みと渋みを持った、ミドルに近いトップ・
　　　　　　　　　　　　ノートです。
- フランキンセンス　3滴：傷を癒し、周りを浄化し、神の国へ近づける包容力を持つ、天に
　　　　　　　　　　　　つながるミドルです。
- ベチバー　　　　　3滴：フランキンセンスに寄り添い、下から強く包容力を支え、自らは
　　　　　　　　　　　　地につながるベースです。

　もう何も、感想はいりません。すべてをこの中に投げ出して嗅いでください。自分の存在がしっかり支えられるはずです。

実践ノート

第4ステップ〈調香法B〉

次に、調香法Bを実践してみましょう。

これは第4章でも説明したように、強い不調を改善するために、ある方向性の香りで、バランスをとる方法です。今の自分の心の不調をどう見るかにより、ブレンドを選びます。まずは比較的簡単な手順を示します。それから、さらに深いブレンドの方法を説明しますので、応用してください。

比較的わかりやすい方法(p.78、79の表参照)

p.78、79の表だけで実践する方法です。簡単ですが、ブレンドの効果は絶大です。

1．心の不調の分類

表にある「代表的な心の不調」の欄から、今の自分を最もよく表している項目を探してください。ぴったりのものがなくても、一番近い項目を選んでください。たとえば、「会社の人間関係でイライラしている」なら「ピッタ的」の欄を、「元気なく、やる気が出なくて」なら「カパ的」の欄を選んでください。

2．例示されたブレンドを作る

ヴァータ過剰の改善ブレンド

やさしい温かさと、少し重さによる落ち着きと、ゆったりとリラックスできる甘さをブレンドします。

ブレンド①　　ローズ　　　　　3滴
　　　　　　　オレンジ　　　　2滴
　　　　　　　サンダルウッド　2滴

ブレンド②	イランイラン	2滴
	オレンジ	2滴
	パチュリ	3滴

ピッタ過剰の改善ブレンド

熱くなった心を冷やし、重くのしかかるものを軽くし、ピリピリしている心に、やさしさと甘さを与えるブレンドです。

ブレンド③	ネロリ	2滴
	グレープフルーツ	2滴
	レモン	3滴

ブレンド④	ジュニパー	3滴
	ペパーミント	1滴
	レモン	2滴

カパ過剰の改善ブレンド

少し冷えた心を温め、重く停滞した気分を軽くし、ゆるんだ甘さに少し刺激的なスパイシーさで元気を与えるブレンドです。

ブレンド⑤	フランキンセンス	3滴
	ジュニパー	1滴
	オレンジ	2滴

ブレンド⑥	ローズマリー	3滴
	レモン	2滴
	クローブ	1滴

特性	代表的な心の不調	過剰を示すキーワード
ヴァータ過剰（V）	不安 落ち着きがない 集中できない 消耗しやすい 神経質	冷 軽 辛
ピッタ過剰（P）	いら立ち 怒り 批判的 不信感 ねたみが強い	温 重 辛
カパ過剰（K）	停滞 うつ的（落ち込み） 行動遅い 柔軟性少ない 執着・こだわりが強い	冷 重 甘

よりキメ細かいブレンドを作り出す方法

　自分の今の心の不調を、よりキメ細かく分析し、象徴するキーワードを探します。そして、不調を改善する方向性のキーワードを決め、これに適した精油を選び、ブレンドする方法です。なかなか最初から、ピッタリとはいかないかもしれませんが、何回か試すうちに必ず見つかります。それが、あなたの「宝」となるのです。

1 現在の自分を象徴するキーワードを探す

　p.69にあるように、2つの相反するキーワードの中から1つずつ選んでください。「重」または「軽」、「温」または「冷」、「甘」または「辛」を判断して選びましょう。たとえば、「最近ドタバタして落ち着かず、余裕がない」場合は、「軽、冷、辛」となるでしょう。

第4章　癒しのための調香

改善する キーワード	有効な精油	優れたブレンド
温	オレンジ／クローブ	〈ブレンド①〉 ローズ／オレンジ／サンダルウッド 〈ブレンド②〉 イランイラン／オレンジ／パチュリ
重	サンダルウッド／パチュリ／ベチバー	
甘	ローズ／イランイラン／ジャスミン	
冷	ペパーミント／グレープフルーツ	〈ブレンド③〉 ネロリ／グレープフルーツ／レモングラス 〈ブレンド④〉 ジュニパー／ペパーミント／レモングラス
軽	レモングラス／フランキンセンス／ジュニパー	
甘	ローズ／ネロリ／ゼラニウム	
温	クローブ／オレンジ	〈ブレンド⑤〉 フランキンセンス／ジュニパー／オレンジ 〈ブレンド⑥〉 ローズマリー／レモン／クローブ
軽	レモン／フランキンセンス	
辛	ローズマリー／ジュニパー	

2 改善する方向性のキーワードを見つける

　現在の自分を象徴するキーワードが見つかったら、反対の方向性のキーワードが浮かび上がってきます。つまり、改善する方向性のキーワードは、ほぼ自動的に出るはずです。

3 キーワードの方向性を強める精油を選ぶ

　上表に各キーワードを強める精油の候補を示しておきました。この中から手持ちの精油で、あなたが好きな香りの精油を何種類か選んでください。

4 ブレンドを決める

　いきなりブレンドを決めるのは難しいと思うかもしれませんが、心配はいりません。1の簡便法で1回実施してみると、何となく直感が働くようになるからです。

　精油は、3〜4種類を選びますが、p.64 の表に示したように、香りの強さを考慮し、強いも

のの比率は低くし、弱いものの比率は高くします。

　さぁ、どんな香りができるでしょうか？　とんでもない失敗はないはずです。

　自分の狙っていたものと少しずれていたり、違和感を覚えることもあるでしょうが、すぐ捨てたりせず、しばらくしてから（数時間から数日後）再び嗅いでみてください。全く印象が変わり、ビックリすることも多いと思います。

5 嗅ぎ方

　小ビンをよく振ってから、ティッシュペーパーに1滴を垂らします。ティッシュペーパーをよくもんで精油を浸み渡らせたら、ティッシュペーパーを折りたたみ、両手ではさんで「祈りのポーズ」をとり、ゆっくり嗅いでください。あるいは、お湯を入れたマグカップに2滴垂らし、立ち上る香りを静かに嗅いでもよいでしょう。

> **嗅ぎ方の基本的な注意点**
> ① 静かで独りになれる場所・時間を選ぶこと
> ② 呼吸を落ち着けてから、できれば目を閉じて心を静かにして嗅ぐこと
> ③ 匂いを分析しないこと。ブレンドの良し悪しとか、何の精油が入っているかなどを考えない
> ④ しみじみと嗅ぐこと。ただ何も考えず、香りを鼻から全身に染み渡らせること

調香法Aの嗅ぎ方

　上記の嗅ぎ方ができたら、さらに調香法Aの心の根源に戻るブレンドでは、次のように心にささやいてください。

・この香りに溶け込もう
・安心して、ここに戻れば良いのだ
・いつでもこの香りは、ここにいてくれて、私を受け止めてくれるのだ
　これを最低でも5分間、時々心にささやきながら嗅いでください。

調香法Bの嗅ぎ方

　上記の基本的な嗅ぎ方ができたら、調香法Bでは香りの方向性を、心に語りながら嗅いでください。

第4章　癒しのための調香

各キーワードに対する心への働きかけのメッセージは以下の通りとなります。

重
・この安定した重さを感じよう
・とても落ち着いているな
・どっしりとした重さが支えてくれる

軽
・活発な気分で元気が出る
・モヤモヤが晴れ、軽やかな気分だ
・何か積極的に動けそうだ

温
・冷えた心が温まる
・熱い想いが湧いてきた
・積極的に前向きになれそう

冷
・心が鎮静し、落ち着いている
・感情的だったものが冷静になってくる
・過剰な心の反応が、静まってくる

甘
・優しさに包まれる
・ずっと安心できる
・甘さが心に余裕をくれる

辛
・刺激されて停滞が飛んでいくな
・だらしなさが、活性化されるな
・元気が出てくるな

このようにシンプルな自分の心へのメッセージを、
キーワードごとに語りかけてください。
そうすると、
ますます香りの作用が強まってきます。

6 香りを応用したグッズ作りと使い方

これまで作ってきたブレンドを、より幅広く生活の場面で応用し、いつでも気軽に心を癒す方法をいくつか提案します。香りグッズはいつでも身近にあり、すぐに使えるようにすると、効果が積み重なって、大きな結果をもたらします。

香りスプレー

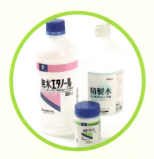

1 用意するもの

①スプレーボトル（30～50ml）
②無水エタノール　※いずれも薬局で入手可能
③精製水
④ブレンドした精油（小ビン）

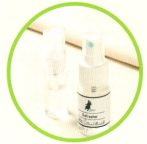

2 手順

スプレーボトルにエタノールを5ml（ティースプーン1杯）入れる。そこにブレンドした精油を5滴分入れていったんフタをして、よく振り溶かす。ここに精製水を30ml入れ、フタをしてよく振り、完成。振れば振るほど、時間が経つほど、香りがよくブレンドし熟成します。

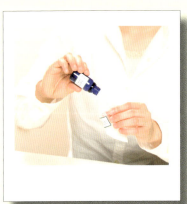

3 使い方

①ティッシュペーパーやハンカチに1～2吹きしてこれを胸元に置く
②自分の部屋で自分の周りにスプレーして、香りを漂わせる

マッサージ・オイル

1 用意するもの

①植物油（質の良いホホバ油やアーモンド油等）30ml
②中ビン　1本（30〜50ml）
③ブレンドした精油（小ビン）

2 手順

中ビンに、植物油 30ml を入れ、ここにブレンド精油6滴分入れ、よく混ぜて完成。

3 使い方

少しずつ（数滴位）手にとり、手の平に合わせてこれを嗅ぐ。または手首の内側につける。胸元（鎖骨あたり）に少し塗布して、立ち上がる香りを楽しむ。座っている時、横になっている時に使う。

香り軟膏

1 用意するもの

①白色ワセリン　50グラム（薬局で入手可能）
②軟膏を入れやすい平たい容器（10〜20ml）
③ブレンドした精油（小ビン）

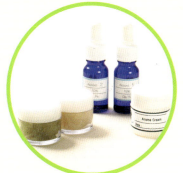

2 手順

平たい容器に、10〜20ml 程度のワセリンを入れる。とても入れにくいので、小さなスプーンと爪楊枝などで、上手に入れる。そして、ブレンド精油を 10ml につきワセリンに2滴（20ml だと4滴）入れ、爪楊枝で丁寧によく混ぜて完成。

3 使い方

マッサージオイルと同じような使い方もありますが、瞑想時に鼻の下に少量塗ることをお勧めしています。10分くらいは香りが立ち上がり、とても静かに香り瞑想ができます。

この使い方は、外出している時、誰にも迷惑をかけず、自分だけ香りに包まれたい時に最適です。電車の中、仕事場、いろいろなところで使えます。ただし、少しテカりますので、終了後は拭き取るようにしましょう。

バスクリームまたはバスソルト

入浴時も、香りを深く味わうチャンスです。もちろん、誰にも邪魔されずゆったりとバスタブに浸かっていられることが条件です。

1 用意するもの

①コーヒー用クリーム（5mlくらい）でなるべく乳脂肪分の多いもの
　または、ビニール袋に入れた天然塩（大さじ1杯）
②ブレンドした精油（小ビン）

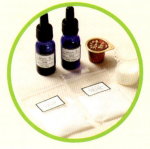

2 手順

コーヒー用クリーム、または袋に入れた天然塩にブレンド精油5滴を入れ、よくかき混ぜます。これで完成。

3 使い方

ゆったりとバスタブに浸かり、クリームを入れると、ちょっと牛乳風呂風になります。天然塩は体を温めますので、こちらも魅力があります。お湯の温かさ、蒸気の立ち上り、そして、何よりも香りを存分に味わうことができます。

第5章 2つの主役を生かすディレクターはあなた

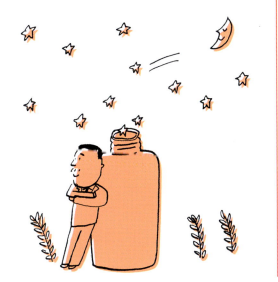

2つの主役をもう一度確認しておこう

　これまで説明してきたように、このセラピーの主役は、身近にある2つのものです。
それは、「植物の香り」と「嗅覚（大脳辺縁系を含む）」です。

1．匂い感覚と大脳辺縁系

　第3章で説明したように、私たちの匂い感覚は脳の中で、脳のエンジンと呼ばれる大脳辺縁系に直結しており、意識に上る前に多くの根源的な作用をしてくれます。安心感をもたらしたり、根源に戻る感覚を作り出したり、痛みを和らげたりと、多くの働きがあります。
　もちろん、使い方を間違えると逆の作用もあります。たとえば、ストレス反応を起こしてしまうといったことです。
　生活の中で無意識に匂いを嗅いでいても、あまり大きな効果はありません。少しの時間、匂い感覚に集中し、信頼して託してみることです。
　ほとんどの人はこのことに気づいていませんし、匂い感覚という自分の宝物を生かしていないのです。

2．精油とそのブレンド

　第4章で説明したように、植物から得られた精油は、単なる匂いがするだけの物質ではありません。植物が必死で生きるために、長い時間の世代交代の中で作り出した生命を支える物質なのです。
　その匂い成分は、人間が長い時間の中で嗅ぎ、多くの心理作用や生理作用を受けてきました。もちろん、人間になるずっと前の、虫や原始的哺乳類の頃からの経験が、今も私たちの嗅覚に生きているのです。
　植物の匂い成分は、ブレンドすることにより非常に説得力のある効果を示します。

　ありがたいことに、現在は、植物からの質の良い抽出物が、精油という形で入手できます。これらを思うままの比率でブレンドし、今日の自分に最も有効に働きかけてくれる香りを簡単に作り出せるということです。

香りを癒しにつなげるには？

2つの主役に、どんなふうに登場してもらい、あなたや他の人々を癒してもらうことができるのでしょうか。

ここでは、これからご説明する心構えがとても大切です。

1．あなたが、あなた自身の"セラピスト"になる

セラピストになるといっても、すごい能力や技術を発揮しなさいと言っているわけではありません。少しだけ冷静になって、自分を見つめてほしいのです。

私たちは痛みを持つとき、その渦の中に巻き込まれてしまうのが普通でしょう。たとえば、不安で不安でたまらない、何かが許せなくて、怒りがこみ上げてくる、落ち込んでしまって、どん底にいる感じといったものです。

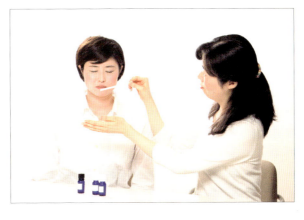

人間は、そのような気持ちをそのままにしておくと、感情の渦の中に巻き込まれて何も見えなくなり、ただ苦しいだけということになってしまいます。そんな時は、今の自分を、ちょっと外から見てみましょう。

「ああ、不安を抱えて苦しんでいるな」「また怒っているな」「今度の落ち込みは激しいな」などと、自分で自分に言えればよいのです。

決して自分を責めたり、非難したりしろと言っているのではありません。ちょっとだけ、外から見てみるのです。

これで第一歩は十分です。セラピストの働きが始まったのです。

でも、まだ消えず、癒されない心の痛みは、どうしたらよいでしょうか。

2. いつでも戻る場所がある

　セラピストの役割は、苦しんでいる人を、最も安心できて自分自身に戻れる場所に導いてあげることです。まるで、幼児が怖い時に母親の胸に飛び込むようにです。

　誰か信頼できる人がいる、なつかしい故郷がある、自分が戻れる場所のある人は幸運でしょうが、多くの現代人にとっては、それは難しいものです。

　でも、ちょっと考えてみてください。戻れる場所は、何も外に求めなくてもよいのです。自分の中に、自分の心の奥に戻ることが、一番大切なのです。生きている自分の一番の「おおもと」に静かに戻るのです。心の痛みは、そのままで、消えていなくても構いません。

　自分の「おおもと」に戻るには、多くの心理療法、精神療法、宗教的な気づき等があります。

　本書では、最も手軽に行え、しかも深く自分自身を取り戻す方法をお伝えしてきました。匂いの力を使い、安心できる自分の心の奥に戻る方法です。

3. ほんの少しの儀式が必要

　繰り返しになりますが、あなたの匂い感覚が優れているとか、よく鍛えられているとか、敏感であることは第一条件ではありません。自分の匂い感覚が少し鈍いと思ったら、香りをほんの少し強くすればよいのです（強すぎるのはいけませんが）。

　匂い感覚を鍛えるより大切なことは、植物の絶妙なブレンドを理屈なしに味わうことです。ちょっと立ち止まって時間を止め、匂いに面してみる。ここがポイントです。

　英語の慣用句に、「take time to smell roses（時間を止めて、バラの香りを嗅いでみる）」というものがあります。この慣用句のように、日常の忙しい仕事、用事、人間関係の中で、ちょっとだけ時間を止めるのです。バラの匂いを嗅いでも、一円の得にもならないかもしれませんが、日常の利害から離れる大切さ、豊かさを示した言葉です。

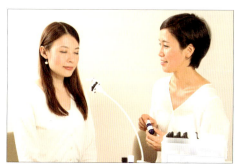

　ですから、あなたも5分間だけでもよいので、自分のために、本当に生きている自分を支えるために匂い感覚を働かせる時間を割いてほしいと思います。

　少し大げさに言えば、「香りの儀式」を行ってほしいのです。香りの儀式を行い、「心の故郷」に戻るのです。

第5章　2つの主役を生かすディレクターはあなた

実践ノート
第5ステップ ＜香りの儀式＞

いよいよ香りの儀式に入りましょう。

このセラピーの、最も大切で、クライマックスになる場面です。

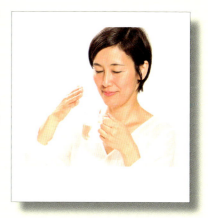

1. 香りの儀式に入る前の心構え

儀式といっても、決して怪しいことではありません。匂い感覚を、最も深いところから癒しのために使う方法です。

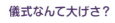
儀式なんて大げさ？

儀式なんて大げさでしょうか？　いいえ、決してそんなことはありません。

社会との関わりの中で消耗している自分の心を取り戻すためには、少しの時間、集中すること、落ち着くことが必要なのです。

それには、いつでも戻って来られる場所と時間を作り出すことが大切です。

決して特別な場所ではありません。独りになれ、静かさが保て、他のことに気が散らなければ結構です。

もう一度、思い出してください

私たち人間より遥かに長い時間を生き、生命の英知を積み上げてきた植物の「生命のエッセンス」ともいうべき香りを、あなたは直接取り入れ、感じ取り、そのメッセージを受け取るのです。

少し大げさに感じるかもしれませんが、つまり、これは宇宙的なイベントなのです。

ここから、今、不調を抱えているあなたの心に近づくことができるのです。

89

> 香りの豊かさを感じてください

　何回も述べましたが、この香りは単純な物質ではありません。単に匂いがするというだけではないのです。ましてや、合成の化学香料とは全く違うものです。
　植物の香りは、幅の広さ、奥行き、包容力、浸み渡るやさしさ、支える力に満ちあふれています。これを味わっていただきたいのです。

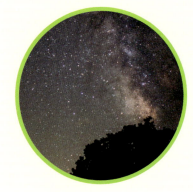

> ここがあなたの戻る場所です

　あなたが日常生活に追われ、疲れ果て、消耗し、悩みを抱えていても、そのままで、いつでも、どこでも、ここに戻れるようにします。宗教を信じる人が、寺社に戻り、教会に戻り、モスクに戻り、神と出会い、自分を取り戻すのと同じです。

2．感謝する心を忘れないで

　少しきつい言い方かもしれませんが、「人間は恩知らず」なのです。不調な時や苦しい時はそれを強く意識しますが、いつの間にかそれが改善したり順調な時には、「ありがたい」とか「本当に良かったなあ！」なんて、ほとんど感じないものなのです。
　このセラピーも同じで、多くの人はセラピーのあと、少しずつ心の苦痛が軽くなったり、改善したり、元気になっていくのですが、当たり前のように思って日常の活動へ戻っていきます。
　もちろん、それで良いのですが、「セラピー」があったからこそ、じっくりと効果が出てきているのだということを認識していただきたいのです。
　そうすれば、この「匂いセラピー」をあなたの人生の「宝」として、いつまでも信頼して手元に置いて利用していただけるからです。

3. 儀式への入り方

1 まずは、独りになれ、他のことに邪魔されない場所と時間を確保します（最低10分間）。

2 今日のブレンドが入った香りグッズを用意します。

3 静かに座り、楽な姿勢をとります。

4 まず呼吸を整えます。できれば目を閉じて。普通のリズムで（深呼吸ではなく）呼吸し、その呼吸だけに意識を向けます（ああ、空気が入ったな、出ていったなと意識する）。
これを2～3分間続け、心を鎮めます。

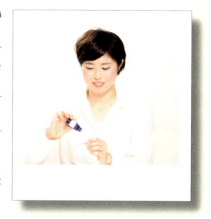

5 用意した香りを、一番楽な方法で嗅ぎ始めます。ティッシュからでも、軟膏を塗っても、マグカップから立ち上る香りでも構いません。

6 最初は、何も評価しないで「しみじみと」嗅ぎます。まるで香りがあなたの鼻から全身に染み込むようなイメージで（1～2分間）。

7 ここで調香法A、Bのそれぞれに示した「心へのメッセージ」を心の中で静かに唱えてください。メッセージは前もってメモしておくか覚えておいてください（2～3分間）。

8 何も考えず、ただ香りの中で呼吸します。メッセージもやめ、できる限り何も考えずに、ただ呼吸していてください。もちろん、雑念はたくさん出てきます。その時は焦らないで香りに集中し、心を戻します（2～3分間）。

9 最後は、感謝して終了します。気持ちが落ち着き、安定したところで終了します。目を開ける前に、この香りを作ってくれた植物と、今これを静かに嗅いでいる時間がとれたことに、心の中で感謝して終わります。

10 しばらくは急に動かず、ゆっくりと日常の時間に戻ってください。

11 きっとその日は、実に落ち着いた自分が戻ってきて、心に余裕が生まれるはずです。これも何回も重ねるごとに、より深い儀式となっていきます。

おわりに

　これまで、香りのこと、それを作り出す植物のこと、人間の脳、これが作り出す心の働き、そして何よりも、私たちの匂い感覚について説明してきました。抽象的であったり、少し専門的な内容もありましたが、最後にまとめとして、以下のことをお伝えして本書を締めくくります。

１．何よりも実践が大切です

　少し時間をとって、香りに集中してみてください。理屈はいろいろ述べましたが、最も重要なのは実体験です。今まで眠っていたかもしれない、あなたの「匂い感覚」という「宝」をよみがえらせてあげてください。

２．自分を取り戻すこと、これが何よりの目標です

　私たちの心の働きで最も強く、生きていくために大切なものを「自我」と呼びます。「自我」は常に外界に向かい、自分の安全・損得を考えており、基本は恐怖心一杯の心です。この世の中で生きていくためには欠かせないものです。

　もう一つ、「自我」を含み、大きな視点から自分を見つめ、より深いレベルから自分を支える心があります。これを「自己」と呼びます。「自己」は、普通に世事に関わっていると、なかなか顔を出してくれない心です。ですが、いつでも働いているのです。「自己」は、目先の利害や、周りとの関わりも見ていますが、これと闘っている「自我」を認め、さらに大きな視点で生きている自分を支えるのです。ここに戻りたいのです。

　実は、このセラピーは、「匂いの効果」も大きいのですが、「今匂いを嗅いでいる自分」を感じ取り、「今ここに自己がいること」を感じるための最短の道でもあります。

3．周りの人々にも少しだけ優しい手を！

　あなたがこのセラピーを実践して、少しでも豊かになってくださったなら、ぜひ、ご家族、ご友人、仕事仲間、周囲の方々へ、提供してあげてください。

　現在の日本は物質的、経済的にはそれなりに豊かなのですが、その裏で多くの方々がとても疲れていたり、つらい悩みの中で、過ごされています。そのような方々に、いきなり悩み相談やカウンセリングといっても、簡単ではありません。また、皆さんに、治療的、心理療法的なことをしてくださいと言っているのではありません。もちろん、それは専門家に任せるべきです。そうではなくて、「植物の匂い」を主役として、多くの悩んでおられる方々に、優しく近づいていただきたいのです。

　「匂い感覚」は、他人同士でも非常に深いレベルで、互いに共感できるものです。人と人とが、いきなり心を通わせようとする前に、まず「匂い」を共有するのです。そこから、互いに安心感、信頼感が生まれ、深い共感が得られるのです。

　ぜひ、あなたもセラピストになって、多くの方々の支えとなるとともに、自分をより深く癒していただきたいのです。実は、「癒しを提供することは、自分が最も癒されること」なのです。

4．いつでも素晴らしい「香り」を嗅ぎに来てください

　本書ではすべてを紹介しきれませんでしたが、思わぬ深い香りや、ひょっとしたら、あなたの心に意外な方向からメッセージを届ける香りがあるかもしれません。落ち着いた中で、皆さんで楽しみましょう。ぜひ私どものスクールにいつでも気軽においでください。

2015年4月

公益社団法人日本アロマ環境協会 理事
アロマテラピースクール「ヤリスト」校長

高橋克郎

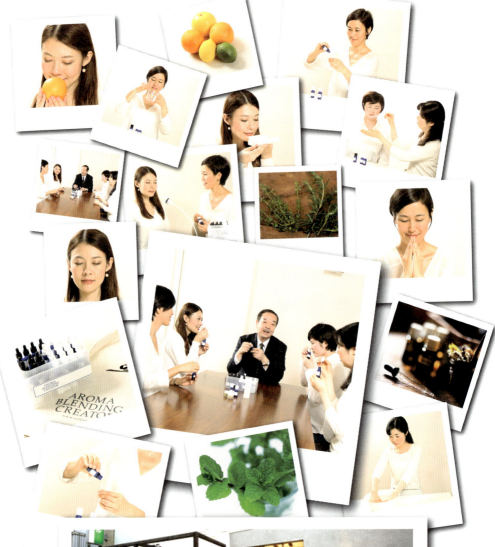

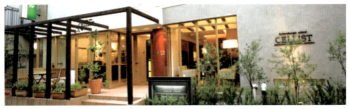

Aromatherapy School
www.cellist.co.jp
https://www.facebook.com/cellistschool
CELLIST

アロマテラピースクール「セリスト」　東京都武蔵野市吉祥寺本町2-15-24

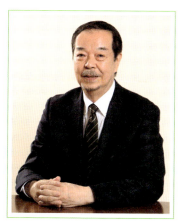

Profile

著者
高橋 克郎
Katsuro Takahashi

公益社団法人 日本アロマ環境協会 理事
アロマテラピースクール「セリスト」校長

東京大学工学部卒。東京大学工学系大学院修士。三菱重工業株式会社勤務を経て74年、米国NUSコーポレーション入社、原子力・レーザーのコンサルタントとして従事。79年より、日本医用レーザー研究所・大城形成外科クリニック副院長としてレーザー治療に携わる。多くの人の心理カウンセリングの中から、アロマテラピーを研究開始。91年、アロマテラピースクール「セリスト」開校。現在までに、2,700名の卒業生を輩出。94年、日本アロマテラピー協会の設立に理事として関わる。アロマテラピー技術の確立、各種資格制度の確立に関わり、現在にいたる。

アロマテラピースクール「セリスト」
HP：http://www.cellist.co.jp

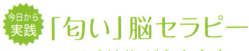
「匂い」脳セラピー
アロマの調香技術が心を癒す

2015年5月25日　第1刷発行

著　者　　高橋 克郎
発行者　　山中 洋二
発行所　　合同フォレスト株式会社
　　　　　郵便番号　101-0051
　　　　　東京都千代田区神田神保町1-44
　　　　　電話 03(3291)5200／FAX 03(3294)3509
　　　　　振替 00180-9-65422
　　　　　ホームページ　http://www.godo-shuppan.co.jp/forest

発売元　　合同出版株式会社
　　　　　郵便番号　101-0051
　　　　　東京都千代田区神田神保町1-44
　　　　　電話 03(3294)3506／FAX 03(3294)3509

印刷・製本　　株式会社シナノ

■刊行図書リストを無料進呈いたします。
■落丁・乱丁の際はお取り換えいたします。
本書を無断で複写・転訳載することは、法律で認められている場合を除き、
著作権および出版社の権利の侵害になりますので、
その場合にはあらかじめ小社あてに許諾を求めてください。
ISBN 978-4-7726-6043-3　NDC 499　210×148
©Katsuro Takahashi, 2015

ディレクター　　　　高橋 恵治
アートディレクター　長谷川 大
デザイナー　　　　　長谷川 大
イラストレーター　　ミヤタ チカ (表紙／図解)
DTP　　　　　　　　Mio Silvey
カメラマン　　　　　田村 尚行
モデル　　　　　　　菅又 梢 (セリスト卒業生)
　　　　　　　　　　並木 道子 (セリスト卒業生)
　　　　　　　　　　鈴木 英里 (セリスト卒業生)
　　　　　　　　　　鈴木 麻奈 (セリスト卒業生)
撮影協力：アロマテラピースクール「セリスト」
　　　　　ホームページ　http://www.cellist.co.jp